専門医が伝える

腎臓病診療
基本レクチャー

富野康日己／著
医療法人社団松和会常務理事
順天堂大学名誉教授

中外医学社

はじめに

　わが国には，すべての国民が公的保険に加入し保険証1枚で自由に医師を選び受診できる世界に冠たる医療制度があります．いつでもどこでも安価な医療費で治療を受けることができます．しかし，私たちの利便性とは裏腹に，国全体の医療費は益々増加し，その歯止めが効かなくなっています．また近年，基礎医学が急速に進歩し疾病の早期診断と治療に活かされてきましたが，その反面医療費の高騰も伴っており，まさに医療保険制度の危機・破綻だといわれています．

　医療現場の医師は，各専門医とかかりつけ医，中核病院の勤務医などから構成されています．医療経済の面からもそれら医師の役割分担の重要性が論じられてきましたが，十分にはなされていません．日本専門医機構では，超高齢社会と地域医療格差の現状に鑑み，これまでの18領域に加え19番目として「総合診療専門医」を創設し育成しようとしています．しかし，その総合診療専門医が全国津々浦々で活躍するには，まだまだ時間がかかるように思います．

　今回，大学病院や特定機能病院等の大病院で確定診断された患者さんについて，専門医とかかりつけ医の病診連携の重要性を取り上げ「専門医が伝える腎臓病診療基本レクチャー」を上梓いたしました．私が専門としている慢性腎臓病患者さんは，すでに1,300万人（成人の8人に1人）を超えたとされていますが，日本腎臓学会認定の腎臓専門医は4,500人程度にすぎません．腎臓専門医だけでこれらのすべての患者さんを診ることは不可能と思われます．そこで腎臓専門医から紹介されたのち，かかりつけ医ではどのように診ていけばいいのかについて解説いたしました．専門医で診ていった方が良いと思われる疾患は除きました．まず，慢性腎臓病と急性腎障害での腎臓専門医へ送るポイントを述べたのち，腎臓専門医を受診中の患者さんが受診した際のcommon diseaseに対する腎保護を考えた薬物療法，腎臓専門医として行ってほしくない治療，腎臓専門医からかかりつけ医への紹介頻度の多い6疾患について紹介症例をあげ解説しました．代表的処方とどのような病態に変化したら腎臓専門医へ逆紹介すべきかのポイントもあげました．腎臓病を専門としないかかりつけ医の先生の日常診療に役立つと思

いますので是非ご活用下さい．しかし，執筆の過不足があろうかと思われますので，皆さまの忌憚のないご意見を願っています．

　最後に，本書の上梓にあたりご協力いただいた中外医学社の皆さまに深謝いたします．

　　　2017年　初春　都庁を眺めつつ

富野康日己

目　次

1章　急性腎障害(AKI)と慢性腎臓病(CKD)での腎臓専門医へ送るポイントは？　　1

❶ 腎臓内科領域における腎臓専門医とかかりつけ医との連携 …… 1
　　A. 急性腎障害（acute kidney injury：AKI）………………… 1
　　B. 慢性腎臓病（chronic kidney disease：CKD）…………… 3
❷ 腎臓内科専門医で診療する主な腎疾患とかかりつけ医への
　　診療依頼 ……………………………………………………………… 6

2章　腎臓病専門医を受診中の患者がかかりつけ医を受診した際のcommon diseaseに対する腎保護を考えた薬物療法は？　　9

❶ 呼吸器疾患治療薬 ………………………………………………… 9
　　A. 基本的な注意事項 ……………………………………………… 9
　　B. 比較的安全な薬剤 ……………………………………………10
❷ 非ステロイド性抗炎症薬（NSAIDs）………………………………10
　　A. 基本的な注意事項 ……………………………………………10
　　B. 比較的安全な薬剤 ……………………………………………11
❸ 消化器疾患治療薬 …………………………………………………12
　　A. 基本的な注意事項 ……………………………………………12
　　B. 比較的安全な薬剤 ……………………………………………13

3章　腎臓専門医として行ってほしくない治療とは？　14

- ❶ 薬物療法禁忌 …………………………………………………14
  - A. 電解質，酸・塩基平衡 ………………………………14
  - B. 高血圧 …………………………………………………15
- ❷ その他 …………………………………………………………15

4章　腎臓専門医からかかりつけ医への紹介は？　17

Ⅰ. IgA 腎症　17

▶ 診療情報提供書 ……………………………………………17
- ❶ 本症例からみた疾患の理解 ………………………19
- ❷ 検査とその意義 ……………………………………19
- ❸ 確定診断：IgA 腎症〔光学顕微鏡所見：メサンギウム増殖性糸球体腎炎（mesangial proliferative glomerulonephritis：PGN）〕…20
- ❹ 今後定期的に行うべき検査 ………………………23
- ❺ 治療 …………………………………………………24
- ❻ どういう状態になったら腎臓専門医へ逆紹介するのか？ ………32

Ⅱ. ループス腎炎　35

▶ 診療情報提供書 ……………………………………………35
- ❶ 本症例からみた疾患の理解 ………………………36
- ❷ 検査とその意義 ……………………………………37
- ❸ 確定診断：ループス腎炎（lupus nephritis）………38
- ❹ 今後定期的に行うべき検査 ………………………40
- ❺ 治療 …………………………………………………41
- ❻ どういう状態になったら腎臓専門医へ逆紹介するのか？ ………44
- ▶ 診療情報提供書　第 2 報 …………………………44

III．糖尿病腎症　48
▶ 診療情報提供書 ……………………………………………… 48
① 本症例からみた疾患の理解 ……………………………… 50
② 検査とその意義 …………………………………………… 52
③ 確定診断：糖尿病腎症（diabetic nephropathy，びまん性）……… 54
④ 今後定期的に行うべき検査 ……………………………… 56
⑤ 治療 ………………………………………………………… 57
⑥ どういう状態になったら腎臓専門医へ逆紹介するのか？ ……… 73

IV．ネフローゼ症候群　78
▶ 診療情報提供書 ……………………………………………… 78
① 本症例からみた疾患の理解 ……………………………… 80
② 検査とその意義 …………………………………………… 82
③ 確定診断：微小変化型ネフローゼ症候群（minimal change nephrotic syndrome：MCNS） ………………………… 83
④ 今後定期的に行うべき検査 ……………………………… 85
⑤ 治療 ………………………………………………………… 86
⑥ どういう状態になったら腎臓専門医へ逆紹介するのか？ ……… 87

V．高血圧性腎硬化症　95
▶ 診療情報提供書 ……………………………………………… 95
① 本症例からみた疾患の理解 ……………………………… 97
② 検査とその意義 …………………………………………… 99
③ 確定診断：高血性腎硬化症（hypertensive nephrosclerosis） …… 100
④ 今後定期的に行うべき検査 ……………………………… 100
⑤ 治療 ………………………………………………………… 100
⑥ どういう状態になったら腎臓専門医へ逆紹介するのか？ …… 106

VI．痛風腎　108
▶ 診療情報提供書 ……………………………………………… 108

- ❶ 症例からみた疾患の理解 ………………………………… 110
- ❷ 検査とその意義 …………………………………………… 111
- ❸ 確定診断：痛風腎（gouty kidney）………………………… 112
- ❹ 今後定期的に行うべき検査 ……………………………… 112
- ❺ 治療 ………………………………………………………… 112
- ❻ どういう状態になったら腎臓専門医へ逆紹介するのか？ …… 116

索引 ………………………………………………………………… 122

1章
急性腎障害（AKI）と慢性腎臓病（CKD）での腎臓専門医へ送るポイントは？

❶ 腎臓内科領域における腎臓専門医とかかりつけ医との連携

臨床診療における専門医とかかりつけ医との連携は，どの領域においても大変重要である．腎臓内科領域における腎臓専門医とかかりつけ医との連携は，以下の急性腎障害（acute kidney injury：AKI）と慢性腎臓病（chronic kidney disease：CKD）の2つに大別されている．

A. 急性腎障害（acute kidney injury：AKI）

- これまで急性腎不全（acute renal failure: ARF）という用語が用いられてきたが，最近はAKIという名称が使われるようになってきている．
- 急性腎障害（AKI）とは，「腎機能が急激に低下し不全状態となった結果，体液の恒常性（homeostasis）が維持できなくなった状態であり，なんらかの原因により急激に腎臓内の細胞に障害が加わり，機能不全に先行して比較的軽度の腎機能低下をも確認できる状態」を包含した概念である．ただし，可逆的要因は除かれる．
- AKIの診断基準は，表1-1のようになされている．日本腎臓学会ではKDIGO分類を推めている．
- AKIが疑われる場合には，集中治療室（intensive care unit：ICU）による管理や血液浄化療法を早急に行わなければならないことが多いので，ただちに設備の整った医療施設の腎臓病専門医を紹介受診すべきである．

1 急性腎障害（AKI）と慢性腎臓病（CKD）での腎臓専門医へ送るポイントは？

表 1-1　AKI の分類

Class	FIFLE 分類 血清 Cr 値の上昇	FIFLE 分類 GFR 基準 GFR の低下	FIFLE 分類 AKIN 分類 尿量基準	AKIN 分類 血清 Cr 値基準	AKIN 分類 KDIGO 分類 ステージ	KDIGO 分類 血清 Cr 値基準	KDIGO 分類 尿量基準
Risk	基礎値の≧1.5倍	>25%	<0.5mL/kg/時（6時間以上持続）	≧0.3mg/dLの増加または1.5〜2倍に増加	1	基準値の1.5〜1.9倍または≧0.3mg/dLの増加	<0.5mL/kg/時（6〜12時間持続）
Injury	基礎値の≧2倍	>50%	<0.5mL/kg/時（12時間以上持続）	2〜3倍に増加	2	基準値の2.0〜2.9倍	<0.5mL/kg/時（12時間以上持続）
Failure	基礎値の≧3倍または基礎値の≧4.0mg/dLの増加で急激なCr0.5mg/dLの上昇を伴う	>75%	<0.3mL/kg/時（24時間持続）または無尿（12時間持続）	血清Cr値≧3倍または≧4.0mg/dLの増加で急激なCr0.5mg/dLの上昇を伴う	3	基準値の3倍または≧4.0mg/dLの増加または腎代替療法の開始または18歳未満の患者ではeGRF<35mL/分/1.73m²	<0.3mL/kg/時（24時間以上持続）または無尿（2時間以上持続）
Loss	持続性のARF：4週間以上腎機能喪失（腎代替療法を要する）		AKIN分類では48時間以内にAKIの判断を行う．ステージは7日以内に分類する		AKIは，血清Cr値の0.3mg/dL以上の上昇は48時間以内に，基礎血清Cr値より1.5倍以上の増加は7日以内に判断する		
ESKD	末期腎臓病：3ヵ月以上腎機能喪失（腎代替療法を要する）						

RIFLE 分類では 7 日以内に AKI の診断とステージ分類を行う

（富野　康日己編．NEW エッセンシャル腎臓内科学．第 2 版．東京：医歯薬出版，2015）

> **表 1-2** 慢性腎臓病（CKD）の定義
>
> CKD の定義は以下の通りである．
> ① 尿異常，画像診断，血液，病理で腎障害の存在が明らか．特に蛋白尿の存在が重要．
> ② 糸球体濾過量（glomerular filtration rate：GFR）
> 　<60mL/min/1.73m^2
> ①，②のいずれか，または両方が 3 ヵ月以上持続する．
>
> CKD の重症度は原因（cause：C），腎機能（GFR：G），蛋白尿（アルブミン尿：A）による CGA 分類で評価する．
>
> CKD は原因（C）と，その腎機能障害の区分（G1〜G5）と蛋白尿区分（A1〜A3）を組み合わせたステージの重症度に応じ，適切な治療を行うべきである．

（日本腎臓学会編．CKD 診療ガイド 2012. p.1）

B. 慢性腎臓病（chronic kidney disease：CKD）

- CKD は，1 つの腎疾患を意味するものではなく，表 1-2 の片方または両方が 3 ヵ月以上持続することにより診断される．つまり，腎障害を示唆する所見（検尿異常，画像異常，血液異常，病理所見など．特に，蛋白尿が重要である）の存在と糸球体濾過量（glomerular filtration rate：GFR）60mL/min/1.73m^2 未満が診断のポイントである．GFR は，血清クレアチニン（s-Cr）や血清シスタチン C を用いた推算（estimated：e）GFR を用いている．

- したがって，CKD は従来の慢性腎疾患の診断とは異なっている．

- CKD 病期（ステージ）（CGA）分類は，2012 年に日本腎臓学会により改訂された 図 1-1．まず，原因疾患（cause：C）を決めるが，糖尿病と非糖尿病（腎炎，高血圧，多発性嚢胞腎など）に大別する．ついで，eGFR（G）の値から G1〜G5 の 6 段階に分け，さらにアルブミン尿・蛋白尿（albuminuria：A）の値から 3 段階に分類される．糖尿病では，保険診療上アルブミン尿を測定できるが，非糖尿病では保険診療での測定が無理なことから蛋白尿を測定する．いずれもその値から，A1〜A3 に分けられる．したがって，C 糖尿病，G3a，A3 という風に診断する．

- 病期分類では，移植患者である場合には transplantation（移植）の頭文字 T を，ステージ 5 で透析を受けている場合には dialysis（透析）の頭

1. 急性腎障害（AKI）と慢性腎臓病（CKD）での腎臓専門医へ送るポイントは？

原疾患		蛋白尿区分		A1	A2	A3
糖尿病		尿アルブミン定量 (mg/日)		正常	微量アルブミン尿	顕性アルブミン尿
		尿アルブミン/Cr比 (mg/gCr)		30 未満	30〜299	300 以上
高血圧 腎炎 多発性嚢胞腎 移植腎 不明 その他		尿蛋白定量 (g/日)		正常	軽度蛋白尿	高度蛋白尿
		尿蛋白/Cr比 (g/gCr)		0.15 未満	0.15〜0.49	0.50 以上
GFR区分 (mL/min/ 1.73m^2)	G1	正常または高値	>90			
	G2	正常または軽度低下	60〜89			
	G3a	軽度〜中等度低下	45〜59			
	G3b	中等度〜高度低下	30〜44			
	G4	高度低下	15〜29			
	G5	末期腎不全 (ESKD)	<15			

図 1-1 CKD ステージ（CGA）分類

重症度のステージは GFR 区分と蛋白尿区分を合わせて評価する．
重症度は原疾患・GFR 区分・蛋白尿区分を合わせたステージにより評価する．CKD の重症度は死亡，末期腎不全，心血管死亡発症のリスクを▢のステージを基準に▢，▢，▢の順にステージが上昇するほどリスクは上昇する．

（KDIGO CKD guideline 2012 を日本人用に改変）
（日本腎臓学会編. CKD 診療ガイド 2012）

文字 D を付ける．例えば，透析療法を受けている患者は CKD5D となる．

- CKD の臨床上の大きな問題は，CKD と定義される病態が末期腎不全（end-stage kidney disease：ESKD）へ進行し透析療法や腎移植を必要とする予備軍であること（Kideney Int. 2003; 63: 1468-74）と，狭心症や心筋梗塞，脳卒中など心血管病 cardiovascular disease（CVD）の重要な発症リスクになっていることである．わが国では，脳卒中のリスクが高い．

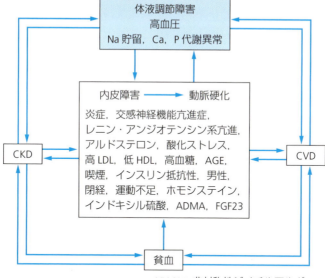

図 1-2　心腎連関：体液調節障害，内皮障害による動脈硬化，貧血が悪循環をきたす

（日本腎臓学会編．CKD 診療ガイド 2012）

- わが国から，蛋白尿陽性で eGFR 60mL/min/1.73m² 未満では，男女とも総死亡率の高いことが報告されている（Kidney Int. 2006; 69: 1264-71）．
- CKD 分類を普及させることで CKD を早期に発見し，適切に早期治療をすることにより ESKD への進行や CVD の発症を抑制することを目標としている．
- CKD における腎機能の低下には多くの増悪因子が互いに関わっている 図 1-2．
- CKD の進行は一般に緩徐であることが多いが，ときに上気道炎（風邪）・高熱，下痢・脱水，薬剤の服用，造影剤を用いた頻回の撮影などにより，急激に起こることがあるので十分な注意が必要である．

❷ 腎臓内科専門医で診療する主な腎疾患とかかりつけ医への診療依頼

1）急性腎炎症候群（acute nephritic syndrome）
急激に発症する血尿（顕微鏡的，肉眼的），蛋白尿，高血圧，浮腫を認める．代表的疾患が溶連菌感染後急性糸球体腎炎である．

2）急速進行性腎炎症候群（rapidly progressive nephritic syndrome）
突然発症し，数週から数ヵ月の経過で改善することなく，腎不全に進行する予後不良の腎炎群である．Pauci-immune 型，免疫複合体型，抗糸球体基底膜抗体型がある．

3）慢性腎炎症候群（chronic nephritic syndrome）
蛋白尿・血尿が1年以上持続し，経過とともに腎機能が低下する腎炎群である．

1. 膜性腎症
2. 膜性増殖性糸球体腎炎
3. 巣状分節性糸球体硬化症

＊以上の3疾患は，ネフローゼ症候群を呈しやすい．

4. IgA 腎症

■ IgA 血管炎（紫斑病性腎炎）

4）遺伝性家族性腎炎
1. アルポート症候群
2. 家族性菲薄基底膜症候群（菲薄基底膜病）

■ ナッツクラッカー現象

3. ファブリー病
4. 爪膝蓋骨症候群
5. 多発性嚢胞腎

5）ネフローゼ症候群（nephrotic syndrome）
糸球体性の大量の蛋白尿による低アルブミン血症の結果，浮腫が出現する腎疾患群の総称である．診断基準を満たしたものは，ネフローゼ症候群と診断される．

■ 微小変化型ネフローゼ症候群

6）全身疾患による腎障害
　1．ループス腎炎
　2．HIV 腎症
　3．肝炎ウイルスと腎障害：A 型，B 型，C 型
7）クリオグロブリン血症に伴う腎病変
8）アミロイド腎
9）骨髄腫腎
10）軽鎖沈着病
11）IgG4 関連腎臓病
12）リポ蛋白腎症（リポ蛋白糸球体症）
13）糖尿病腎症（diabetic nephropathy, diabetic kidney disease）
14）痛風腎（gouty kidney）
15）腎の血管障害
　1．良性腎硬化症
　2．悪性腎硬化症
　3．腎動脈狭窄：腎血管性高血圧
　■原発性アルドステロン症
　4．腎動脈瘤
　5．腎動静脈瘻
　6．腎梗塞
　7．腎静脈血栓症
16）妊娠と腎：妊娠高血圧症候群
17）尿細管間質性腎炎（急性，慢性）
18）尿細管機能異常
　1．腎性糖尿
　2．腎性尿崩症
　3．ファンコニー症候群
　4．尿細管性アシドーシス
　5．シスチン尿症
　6．家族性低リン血症性くる病

19) 中毒性腎障害（薬物，重金属）
■非ステロイド性抗炎症薬（NSAIDs）による腎障害

以上の腎疾患については，腎臓専門医の確定診断・経過観察を行った後，かかりつけ医に診察を依頼することがあり，病診（病）連携が重要である．下線部は，診察依頼をすることの多い疾患とその関連疾患である．

附則

● 最近，治療が可能になってきた疾患

1) 遺伝性血管性浮腫（hereditary angioedema：HAE）

抗ヒスタミン薬や副腎皮質ステロイドが効かない血管性浮腫の1つで，わが国では難病として「原発性免疫不全症候群」に含まれている．HAEでは身体各所に数時間から数日間持続する血管性浮腫の出現を繰り返し，重篤な発作の場合には咽頭浮腫による気道閉塞や消化管浮腫による急性腹症を呈することがある．Agostoni らの診断基準（Allergy Clin Immunol. 2004; 114: S51-S131）が用いられやすい．

浮腫に対する治療には，乾燥濃縮ヒト C1-インヒビター製剤（ベリナート P®，1 バイヤル 500 単位）の 20 単位/kg 体重を生理食塩水（20〜100mL）に溶解し，静注もしくは点滴静注する．治療は，HAE 専門医（腎臓専門医を含む）でなされることが多い．

2) ファブリー病（Fabry disease）

ファブリー病は，先天性脂質代謝異常症の1つである．遺伝子変異が原因で，細胞内ライソソーム中の加水分解物である α-ガラクトシダーゼ（α-GAL）活性の先天的な欠損あるいは低下によって，さまざまな症状が引き起こされる．細胞内で α-GALA 酵素が欠損すると，体内の細胞内に不要な糖脂質であるグロボトリアオシルセラミド（GL-3, 別名：セラミドトリヘキソサイド）が蓄積され，多彩な臨床症状を呈する．GL-3 は，血管内皮細胞，心筋，腎臓，汗腺，角膜，自律神経などに蓄積される．近年，α-GALA の酵素補充療法が可能になってきている．チャイニーズハムスター卵巣細胞由来のアガルシダーゼβとヒト線維肉腫細胞由来のアガルシダーゼαがあり，用いられている（ファブラザム®点滴静注用，リプレガル®点滴静注用）．治療は，腎臓専門医を含む専門医でなされることが多い．

2章
腎臓病専門医を受診中の患者がかかりつけ医を受診した際のcommon diseaseに対する腎保護を考えた薬物療法は？

　日頃，腎臓専門医に診療を受けている患者が急に体調不良で近医（一般開業医）を受診することがある．特に，呼吸器疾患や消化器疾患にかかり，近医を受診することが多い．また，旅行中に体調を崩し旅行先の医療機関を受診することもある．そうした場合に，かかりつけ医は，腎臓病は自分の専門分野ではないと言ったり，腎機能の悪化を心配して処方をためらう医師もいると聞いている．本項では，腎臓病患者における呼吸器・消化器疾患治療の基本的注意事項と，用いやすい薬剤について概説する．

1 呼吸器疾患治療薬

A. 基本的な注意事項

- 一般臨床医が扱う呼吸器疾患は，急性上気道炎・気管支炎・肺炎などの感染症，気管支喘息，慢性閉塞性肺疾患（慢性気管支炎，肺気腫），慢性呼吸不全などである．また，間質性肺炎，肺線維症，胸膜炎，肺結核・癌，肺化膿症，肺梗塞などである．
- 腎不全（機能低下）患者がこのような呼吸器疾患を併発した際に注意しなくてはならないのは，感染症治療薬（抗真菌薬，抗ウイルス薬を含む）と非ステロイド性抗炎症薬（non-steroidal anti-inflammatory drugs：NSAIDs）の使用法である．腎不全による薬物とその代謝物の体内への蓄積，NSAIDsの使用による尿量の減少と薬物濃度の上昇が大きな問題である．これらは，各薬物の項目で記載する．
- 腎不全患者で気管支喘息を併発する症例がみられる．テオフィリンの気

管支喘息に対する作用は，気管支平滑筋の弛緩作用と抗炎症作用である．テオフィリンは，主に肝臓で代謝され，そのほとんどが腎臓から排泄されるが代謝物の活性は非常に低く，腎不全でも半減期は延長しない．そのため，腎不全患者に対する投与量は，健常者と同量である．しかし，テオフィリンには尿毒症（uremia）による症状である胃腸症状（悪心，嘔吐，胃部不快感，びらんや潰瘍による下血など）を増悪させる可能性がある．

B. 比較的安全な薬剤

1. クロモグリク酸ナトリウム（インタール®）
2. ケトチフェン（ザジデン®）
3. テルブタリン（ブリカニール®）
4. プロカテロール（メプチン®）
5. ベクロメタゾン（ベコタイド®，アルデシン®）
6. テオフィリン（テオドール®）
7. アンブロキソール（ムコソルバン®）

❷ 非ステロイド性抗炎症薬（NSAIDs）

A. 基本的な注意事項

- 非ステロイド性抗炎症薬（NSAIDs）は，副腎皮質ステロイド以外で抗炎症作用を有する薬物群であり，通常鎮痛・解熱作用ももっている．
- NSAIDsは，その化学構造によってサリチル酸，アリール酢酸，プロピオン酸，フェナム酸，ピラゾロン，オキシカム，非酸性（塩基性）に分けられている．非酸性には，抗リウマチ作用はほとんどなく効果は一般に弱い．しかし，非酸性は酸性の薬剤に比べ副作用の出現は一般に少ない．
- NSAIDsは，腎機能を低下させる危険性が高く，投与にあったっては十分な注意が必要である．特に，フェナム酸とピラゾロンは，半減期が長いため腎不全患者には注意が必要である．腎不全患者にこれらの薬剤を投与する場合には，半減期の短いスリンダク（クリノリル®），プロピオン酸（ブルフェン®，ナイキサン®，ロキソニン®など）や経皮吸収薬

- などを用いる．
- また，投薬前のみならず投薬中も検査を十分に行うことと，服薬時の十分な飲水量や1日尿量に注意すべきである．
- 抗リウマチ薬としては，金製剤やペニシラミンがある．金塩（金チオリンゴ酸ナトリウム）の投与で，蛋白尿や血尿を呈する患者もみられるが，早期に投与を中止すれば多くは軽快する．ときに，金製剤が抗原となって膜性腎症（membranous nephropathy：MN）（後述 p.90）を引き起こすことが報告されている．したがって，投与中は腎障害のみられる患者はもちろんのこと腎障害のみられない場合にも，1ないし2ヵ月に1回程度は検尿を行うべきである．ペニシラミン（メタルカプターゼ®）の投与においても血尿・蛋白尿やネフローゼ症候群の発症がみられており，検尿は重要である．
- また，広義の抗リウマチ薬である免疫抑制剤のメトトレキサート（リウマトレックス®）にも腎障害の副作用が知られている．
- 一般に用いられている鎮痛薬のほとんどが肝臓で代謝され排泄されるが，腎不全患者では投与量を減量する必要がある．重篤な腎不全患者では，アスピリンの大量投与は避けるべきであり，麻薬系鎮痛薬の鎮静効果は強くなる可能性がある．また，オピオイド系鎮痛薬であるメペリジンの投与には特に注意が必要であり，長期間の投与は避けるべきである．それは主要な代謝産物であるノルメペリジンが腎不全患者では体内に蓄積し，痙攣閾値を低下させる可能性があるからである．

B. 比較的安全な薬剤

1. 硫酸モルヒネ（MSコンチン®）
2. アセトアミノフェン（アンヒバ®）
3. アスピリン・ダイアルミネート配合（バファリン®）
4. アスピリン（アセチルサリチル酸）
5. コハク酸ヒドロコルチゾンナトリウム（ソル・コーテフ®）
6. プレドニゾロン（プレドニン®）
7. デキサメタゾン（デカドロン®）

❸ 消化器疾患治療薬

A. 基本的な注意事項

- 腎不全患者では，心拍出量が高値であるにも関わらず，胃粘膜への血流は減少していると言われている．したがって，腎不全では胃や十二指腸などの上部消化管にびらんや潰瘍を併発する頻度は非腎不全患者に比べ高く，難治性で出血しやすい．
- 消化器疾患治療薬，いわゆる「胃薬（いぐすり）」の種類は大変多く枚挙にいとまがないが，腎機能低下（腎不全）患者への投与で注意を要する薬剤も少なくない．
- 一般には，健胃消化薬として消化酵素薬がある．防御因子強化薬としては，粘膜保護・組織修復薬，抗ドパミン薬がある．粘膜保護・組織修復薬であるスクラルファート（アルサルミン®）にはアルミニウム（Al）が含まれており，アルミニウム骨症やアルミニウム脳症を惹起しやすいことから透析療法中の患者では禁忌である．
- 抗ドパミン薬（スルピリド）は，腎排泄型である．一方，攻撃因子抑制薬には，制酸薬，H_2 受容体拮抗薬，プロトンポンプインヒビター，選択的ムスカリン受容体拮抗薬，プロスタンジン製剤がある．
- 制酸薬には，Na，Mg，Al，Ca などがあり，Al・Ca では便秘，Mg では下痢を呈しやすい．保存期腎不全患者では，高 Mg 血症をきたしやすいため Mg 含有の制酸薬を漫然と長期に投与すべきでない．
- H_2 受容体拮抗薬〔シメチジン（タガメット®），ファモチジン（ガスター®），ラニチジン（ザンタック®など）〕の排泄は主に腎臓で行われるため，半減期は腎不全患者では著しく延長する．また，本剤は通常血液脳関門を通過しないが，腎機能が低下した患者に投与すると髄液中の濃度が上昇し錯乱，傾眠，混迷，幻覚，痙攣などの精神症状（中毒症状）が現れることがあり注意が必要である．腎不全患者ではまれに骨髄抑制が起こるとの報告もあり，腎機能に応じた適切な減量が必要である．
- 選択的ムスカリン受容体拮抗薬（ガストロゼピン®）は，前立腺肥大や緑内障の患者には慎重に投与する．

B. 比較的安全な薬剤

1. オメプラゾール（オメプラール®，オメプラゾン®）
2. テプレノン（セルベックス®）
3. ドンペリドン（ナウゼリン®）
4. トリメブチン（セレキノン®）
5. ピコスルファート（ラキソベロン®）
6. センナエキス合剤（アローゼン®）
7. ロペラミド（ロペミン®）
8. メサラジン（ペンタサ®）
9. ウルソデオキシコール酸（ウルソ®）
10. グラニセトロン（カイトリル®）
11. ブチルスコポラミン（ブスコパン®）

（参考資料：富野康日己編. 腎機能低下患者への薬の使い方. 東京: 医学書院; 2002）

3章
腎臓専門医として行ってほしくない治療とは？

❶ 薬物療法禁忌

A. 電解質，酸・塩基平衡
- 高カリウム（K）血症を伴う腎不全に，スピロノラクトン・トリアムテレン（K保持性利尿薬）を投与してはならない．
- 高K血症を伴う腎不全患者に，通常量のアンジオテンシン変換酵素（ACE）阻害薬・アンジオテンシンⅡ受容体拮抗薬（ARB）を用いてはならない．
- 高K血症を伴う腎不全に，塩化スキサメトニウム（脱分極性筋弛緩薬）を投与してはならない．
- 高K血症患者の治療の際，ソルビトールにイオン交換樹脂を溶解し，注腸してはならない．
- Kの急速な，あるいは多量の静脈内投与を行ってはならない．
- ナトリウム（Na）の急速な補正を行ってはならない．
- ADH不適合分泌症候群（SIADH）に，水負荷を行ってはならない．
- ネフローゼ症候群の患者に，原則として大量の利尿薬を投与してはならない．
- 高度のネフローゼ症候群患者に，大量の水分や塩分の負荷を行ってはならない．
- 慢性腎不全の患者，特に代謝性アシドーシスの強い患者に，乳酸が入っている輸液を行ってはならない．

B. 高血圧

- 両側腎動脈狭窄にみられる高血圧に，ACE 阻害薬を用いてはならない．
- 妊娠中の高血圧患者に，ACE 阻害薬を投与してはならない．
- 妊娠高血圧症候群（旧称：妊娠中毒症）の高血圧患者にループ利尿薬を用いてはならない．
- カルシウム（Ca）拮抗薬をグレープフルーツジュースで飲んではならない．
- 痛風患者に，原則としてサイアザイド系利尿薬を投与してはならない．
- 糖尿病腎症における高血圧に対して，原則としてβ遮断薬を投与してはならない．

❷ その他

- シクロスポリン投与中の患者に，グレープフルーツを食べさせてはならない．
- 急性腎不全（急性腎障害：AKI）の患者に，原則として高蛋白食を与えてはならない．
- 溶連菌感染後急性糸球体腎炎に副腎皮質ステロイドを投与してはならない．
- 糖尿病腎症によるネフローゼ症候群に対して副腎皮質ステロイドを投与してはならない．
- 高齢者，腎機能障害のある患者に，アミノグリコシド系抗菌薬を第1選択薬として用いてはならない．
- 副腎皮質ステロイドは，急速に減量もしくは中止してはならない．
- 慢性腎不全に，非ステロイド性抗炎症薬（NSAIDs）を漫然と長期にわたり用いてはならない．
- 慢性腎不全患者または，クレアチニンクリアランス（creatinine clearance：Ccr）が 50mL/min 以下の腎機能障害のある患者に対し，リバベリン（抗ウイルス薬）を投与してはならない．
- 腎不全の脂質異常症（高脂血症）に，原則として 3-ヒドロキシ-メチルグルタリルコエンザイム（HMG-CoA）とフィブラート系高脂血症薬を併用してはならない．

- 腎障害のある患者に炭酸リチウムを投与してはならない．

 ＊以上の禁忌になる理由や代替策などについては，拙著をご参照いただきたい．
- 腎機能低下患者への薬の使い方. 東京: 医学書院, 2002.
- 内科医のための薬の禁忌100. 第2版. 東京: 医学書院; 2013.
- 医療禁忌診療科別マニュアル. 東京: 医歯薬出版; 2006.

4章
腎臓専門医からかかりつけ医への紹介は？

Ⅰ. IgA 腎症

診療情報提供書
2016年　　○月　　×日
医療機関名：北海道○クリニック内科
御担当医　：北海○太○先生　御侍史
京南大学病院腎臓内科 　　　　　　　　　　　　　　　　医師　　○野○蔵
当院 ID：0078x4
患者氏名：○○花世殿
生年月日：19XX年3月X日生（25歳）　男・女
主訴または病名：IgA 腎症
患者さんの○○花世様（25歳，女性，会社員：事務職）をご紹介申し上げます．患者さんは，22歳のとき職場の検診で初めて蛋白尿と血尿を指摘され，その後も持続していたことから，慢性腎炎症候群と診断されました．本年00月XX日，腎生検を勧められ，当科に紹介入院されました．入院時，身長163cm，体重56kg（標準体重58.5kg），脈拍62/分，血圧108/62mmHg（座位）で，胸・腹部に理学的異常所見は認められませんでした．自覚症状はなく，腹痛や関節痛，四肢の紫斑も

みられませんでした．尿蛋白　0.66g/gCr，尿潜血反応2（＋），尿沈渣赤血球　10-19コ/HPF であり，腎機能検査ではSUN 16mg/dL，s-Cr 0.70mg/dL，eGFRcr 74.1mL/min/1.73m^2）でした．血清IgA 345mg/dL・C3 106mg/dL で血清IgA/C3 比は3.25 でした．00月XX 日超音波ガイド下経皮的腎生検を行いました．腎生検後は，3日間ほど37度台の微熱がみられましたがその後解熱し，出血等の大きな問題はなく退院されました．

　入院時の臨床所見並びに腎生検所見から，<u>臨床的重症度分類</u> C-Grade II，<u>組織学的重症度分類</u>　H-Grade IIA/C より，<u>透析導入リスク</u>は中等リスクに分類されました．現在の処方および栄養指導の内容は，別紙の通りです．この度，ご結婚され，御地へ転居となりましたので，お忙しいところ恐縮ではございますが，今後の御加療をお願い申し上げます．先生の益々のご活躍をお祈りいたします．以下，余白．

現在の処方・栄養指導

・薬物療法

　<u>抗血小板薬</u>：コメリアン®（塩酸ジラゼプ）50mg 錠　6 錠，分3 投与

・栄養指導

　蛋白コントロール食，腎炎・ネフローゼ食（エネルギーは1 日1,800kcal，蛋白質は60g/ 日

添付資料

☐ XP　☐ 超音波　☐ CT　☐ 心電図　☐ MRI　☐ 血液・尿検査　☐ Angiography　☐ 内視　☐ RI　☑ その他（腎生検：腎組織所見用紙および写真2 枚，栄養指導内容）

返却　要・<u>不要</u>

※この患者様についてのお問い合わせの際は，当院ID をお伝え下さい．

❶ 本症例からみた疾患の理解

- 検診で偶然にチャンス蛋白尿・血尿（chance proteinuria・hematuria）として発見された**慢性腎炎症候群**（chronic nephritic syndrome）である．
- 慢性腎炎症候群は，「血尿，蛋白尿，高血圧を有し，緩徐に腎機能障害が進行する腎疾患群である（WHO 分類）」と定義されている．
- 慢性腎炎症候群は，原発性（一次性）と続発性（二次性）に分かれるが，本症例は他に原因疾患がみられないことから原発性（一次性）である．
- わが国では，慢性腎炎症候群のなかで **IgA 腎症**が最も多い．

❷ 検査とその意義

A. 尿検査

1) 顕微鏡的血尿

　尿沈渣赤血球 5 コ/HPF 以上（図 4-1A, B：変形赤血球を示す糸球体型血尿は，組織障害度が高度であることを示唆している）

2) 蛋白尿 0.3g/day 以上

B. 血液検査

3) 血清 IgA　315mg/dL 以上

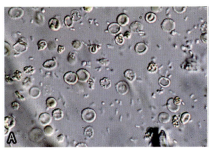
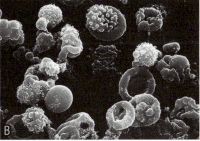

図 4-1　尿沈渣中の変形赤血球
A: 糸球体高度障害例（光学顕微鏡）
B: 糸球体高度障害例（走査電子顕微鏡）

4) **血清 IgA/C3 比 3.01 以上**

＊以上の尿検査・血液検査項目〔1）〜4)〕のうち 3 ないし 4 項目を満たす症例を，腎生検で確認したところ IgA 腎症である確率が非常に高かった（JCLA. 2003; 17: 73-6, JCLA. 2008; 22: 114-8）．また，血清 IgA/C3 比が高値であるほど腎機能の低下が著しくなることが明らかにされている（J Clin Diagn Res. 2016, 4: 1）．

C. 新規バイオマーカー

ELISA による血中糖鎖異常 IgA1 を測定することが可能である（NDT. 2015; 30: 1315-21, IBL Gd-IgA1 Assay kit）．IgA 腎症では，何らかの抗原刺激によって血中に糖鎖異常（ガラクトース欠損）IgA1 が増加し，IgG や IgA と複合物（体）を形成すると考えられている（IgA のサブクラスには，IgA1 と IgA2 の 2 つがある）．したがって，この血中糖鎖異常 IgA1 の測定は，大変意義深いものである．

D. 腎生検の病理組織診断

腎生検は，病理組織学的な確定診断をつけ，組織障害の程度をみて治療法を決める目的で行われる．再腎生検は，それまで行ってきた治療効果の判定にも用いられる．また，妊娠を考える場合や就職時の職種を選択するなどの社会的意義からも行われている．

③ 確定診断: IgA 腎症〔光学顕微鏡所見: メサンギウム増殖性糸球体腎炎（mesangial proliferative glomerulonephritis：PGN)〕

- 糸球体固有細胞の増殖，細胞外基質の増生・拡大と糸球体外からの細胞浸潤（リンパ球，マクロファージなど）がみられる．
- 糸球体基底膜の肥厚や菲薄化を伴う．
- 高度障害例では，糸球体硬化と尿細管・間質病変（尿細管の萎縮，間質へのリンパ球やマスト細胞などの細胞浸潤，間質の線維化）の進行がみられる．
- IgA 腎症の発症機序については，徐々に解明されつつある．まず，上気道や腸管での細菌・ウイルス・食物などの抗原刺激で産生された糖鎖異

常（ガラクトース欠損）IgA1 が免疫グロブリン IgG や IgA，IgM と結合し，多量体免疫複合物（体）を形成する．多量体 IgA 複合物の形成には，遺伝因子と環境因子が関与していると思われる．
- この多量体 IgA（IgA1）複合物が糸球体メサンギウム領域に優位に沈着し，補体 C3 を中心とする補体の活性化（alternative pathway，classical pathway，lectin pathway）や細胞増殖を誘導する 図 4-2 ．電子顕微鏡

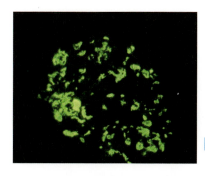

図 4-2　IgA 染色像（蛍光抗体法）：糸球体メサンギウム領域への沈着

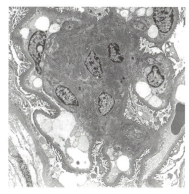

図 4-3　IgA 腎症電顕像：糸球体メサンギウム領域への高電子密度物質（EDD）の沈着

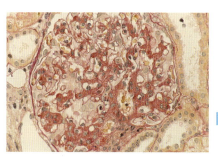

図 4-4　IgA 腎症光学顕微鏡像（PAS 染色）糸球体メサンギウム領域の増生・拡大

表 4-1　IgA 腎症の診断基準

1. 臨床症状
   大部分の症例は無症候であるが，ときに急性腎炎様の症状を呈することもある．ネフローゼ症候群の発現は比較的稀である．
   一般に経過は緩慢であるが，20 年の経過で約 40％の患者が末期腎不全に移行する．
2. 尿検査成績
   尿異常の診断には 3 回以上の検尿を必要とし，そのうち 2 回以上は一般の尿定性試験に加えて尿沈渣の分析も行う．
   A. 必発所見：持続的顕微鏡的血尿[注1]
   B. 頻発所見：間欠的または持続的蛋白尿
   C. 偶発所見：肉眼的血尿[注2]
3. 血液検査成績
   A. 必発所見：なし
   B. 頻発所見：成人の場合，血清 IgA 値 315mg/dL 以上（標準血清を用いた多施設共同研究による．）[注3]
4. 確定診断
   腎生検による糸球体の観察が唯一の方法である．
   A. 光顕所見：巣状分節性からびまん性全節性（球状）までのメサンギウム増殖性変化が主体であるが，半月体，分節性硬化，全節性硬化など多彩な病変がみられる．
   B. 蛍光抗体法または酵素抗体法所見：びまん性にメサンギウム領域を主体とする IgA の顆粒状沈着[注4]
   C. 電顕所見：メサンギウム基質内，特にパラメサンギウム領域を中心とする高電子密度物質の沈着

［付記事項］
1. 上記の 2-A，2-B，および 3-B の 3 つの所見が認められれば，本症の可能性が高い．ただし，泌尿器科的疾患の鑑別診断を行うことが必要である．
2. 本症と類似の腎生検組織所見を示しうる紫斑病性腎炎，肝硬変症，ループス腎炎などとは，各疾患に特有の全身症状の有無や検査所見によって鑑別を行う．
   注1）尿沈渣で，赤血球 5〜6 コ /HPF 以上
   注2）急性上気道炎あるいは急性消化管感染症後に併発することが多い．
   注3）全症例の半数以上に認められる．従来の基準のなかには成人の場合　半数以上の患者で血清 IgA 値は 350mg/dL 以上を呈するとされていたが，その時点では IgA の標準化はなされていなかった．
   注4）他の免疫グロブリンと比較して，IgA が優位である．

（厚生労働科学研究費補助金難治性疾患克服研究事業 進行性腎障害に関する調査研究班報告．IgA 腎症診療指針―第 3 版，一部改変）

- （電顕）では，IgA・C3 が沈着する部位に一致して高電子密度の沈着物（electron dense deposits：EDD）が認められる 図4-3 ．
- こうした現象により引き起こされる慢性メサンギウム増殖性糸球体腎炎（chronic mesangial proliferative glomerulonephritis：PGN）である 図4-4 ．
- IgA 腎症は，厚生労働省進行性腎障害に関する調査研究班 IgA 腎症分科会により診断基準が示されている 表4-1 ．
- わが国とフランスの報告から 20 年の経過で約 40％の患者が末期腎不全（end stage kidney disease：ESKD）に進展するとされている．

④ 今後定期的に行うべき検査

A. 尿検査

- 尿定性試験・沈渣検査，尿中蛋白・クレアチニン定量 g/gCr（蛋白/クレアチニン比）：来院時に早朝尿・随時尿を用いて行う．特に，早朝第 2 尿での尿中蛋白・クレアチニン定量（比）g/gCr は，1 日尿蛋白排泄量とほぼ同等であり尿量に関わりなく経時的変化をみるのに適しているとのことで，外来診療で広く用いられている．
- 可能であれば 24 時間蓄尿による 1 日尿蛋白排泄量（g/日）の測定を行う．
- 尿沈渣では，血尿・細胞性円柱（赤血球・白血球・顆粒円柱）の経過と変形赤血球の程度について観察する．

B. 血圧測定

- 家庭血圧を毎日朝夕 2 回測定し，その結果を外来診療時に参考にする．
- 家庭での血圧値は，診療所での血圧値よりも予後をみるうえで有用である．

C. 腎機能と疾患活動性の評価

- 血清クレアチニン（s-Cr），eGFRcr（血清クレアチニンによる推算糸球体濾過量）などにより腎機能の変動をみる．
- 小柄な高齢者では，筋肉量が少なく s-Cr が低めを呈することがあり，

- eGFRcr の値が，実際よりもやや高い値を示しがちで正確性が低下する．
- その場合には，GFR のゴールドスタンダードであるイヌリンクリアランスの測定が望ましい．イヌリンは，糸球体から100％濾過され，尿細管で再吸収も排泄もされない物質であることから，イヌリンのクリアランスの値は真の糸球体濾過量（GFR）を示すものであり，GFR のゴールドスタンダードであるとされている．しかし，手技がやや煩雑である．
- 血清シスタチン C と eGFRcys（血清シスタチン C による推算糸球体濾過量）を求め，s-Cr，eGFRcr と比較することが勧められる．
- シスタチン C は，体内状況の変化にはほとんど影響されず一定に産生され，分子量はクレアチニンよりも約 100 倍大きい．そのため，血清シスタチン C は s-Cr が上昇していない初期の糸球体障害が疑われる患者や筋肉量が少ない高齢者，痩せている女性，筋肉量に変化がみられる小児の腎機能の評価に有用である．

❺ 治療

- IgA 腎症の生活習慣および食事療法については，CKD 診療ガイド（日本腎臓学会編，CKD 診療ガイド 2012．東京医学社），CKD 診療テキスト（中外医学社, 2013）およびエビデンスに基づく CKD 診療ガイドライン 2013（日本腎臓学会編，東京医学社）を参考に各 CKD ステージに従い指導する．
- IgA 腎症の透析導入リスクは，臨床所見と腎生検所見より「IgA 腎症の透析導入に対するリスク層別化」に基づいて，①低リスク群，②中等リスク群，③高リスク群，④超高リスク群の 4 群に分類される．しかし，患者は経過中に他のリスク群に移行することがあることを念頭において，定期的観察をする必要がある 表4-2 ， 表4-3 ， 表4-4 ．
- 本症例の透析導入に対するリスクは，②中等リスク群であった 表4-4 ．
- 治療は，全てのリスク群に共通する治療指針と各群における治療指針が示されている．
- 薬物療法については，エビデンスレベルに基づき推奨グレード 図4-5 を示している．

表 4-2 臨床的重症度分類

臨床的重症度	尿蛋白（g/日）	eGFR（mL/min/1.73m²）
C-Grade I	<0.5	—
C-Grade II	0.5≦	60≦
C-Grade III		<60

（厚生労働科学研究費補助金難治性疾患克服研究事業 進行性腎障害に関する調査研究班報告．IgA 腎症診療指針―第 3 版）

表 4-3 組織学的重症度分類

組織学的重症度	腎予後と関連する病変*を有する糸球体/総糸球体数	急性病変のみ	急性病変＋慢性病変	慢性病変のみ
H-Grade I	0〜24.9%	A	A/C	C
H-Grade II	25〜49.9%	A	A/C	C
H-Grade III	50〜74.9%	A	A/C	C
H-Grade IV	75%以上	A	A/C	C

*急性病変（A）：細胞性半月体（系蹄壊死を含む），線維細胞性半月体
　慢性病変（C）：全節性硬化，分節性硬化，線維性半月体
（厚生労働科学研究費補助金難治性疾患克服研究事業 進行性腎障害に関する調査研究班報告．IgA 腎症診療指針―第 3 版）

表 4-4 IgA 腎症患者の透析導入リスクの層別化

組織学的重症度 臨床的重症度	H-Grade I	H-Grade II	H-Grade III＋IV
C-Grade I	低リスク	中等リスク	高リスク
C-Grade II	中等リスク	中等リスク	高リスク
C-Grade III	高リスク	高リスク	超高リスク

低リスク群：透析療法に至るリスクが少ないもの[注1]
中等リスク群：透析療法に至るリスクが中程度あるもの[注2]
高リスク群：透析療法に至るリスクが高いもの[注3]
超高リスク群：5 年以内に透析療法に至るリスクが高いもの[注4]
（ただし，経過中に他のリスク群に移行することがある．）
後ろ向き多施設共同研究からみた参考データ
注 1）72 例中 1 例（1.4%）のみが生検後 18.6 年で透析に移行
注 2）115 例中 13 例（11.3%）が生検後 3.7〜19.3（平均 11.5）年で透析に移行
注 3）49 例中 12 例（24.5%）が生検後 2.8〜19.6（平均 8.9）年で透析に移行
注 4）34 例中 22 例（64.7%）が生検後 0.7〜13.1（平均 5.1）年で，また 14 例（41.2%）が 5 年以内に透析に移行
（厚生労働科学研究費補助金難治性疾患克服研究事業 進行性腎障害に関する調査研究班報告．IgA 腎症診療指針―第 3 版）

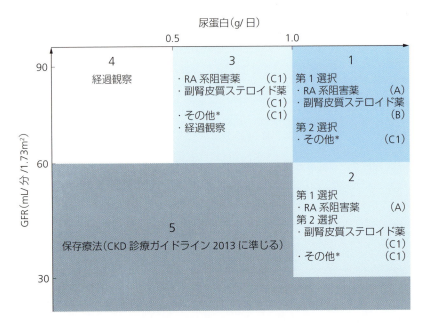

図 4-5 成人 IgA 腎症の腎機能障害の進行抑制を目的とした治療介入の適応

*その他：口蓋扁桃摘出術（＋ステロイドパルス併用療法），免疫抑制薬，抗血小板薬，n-3 系脂肪酸（魚油）

　本図は，主にランダム化並行群間比較試験の結果に基づいて，しばしば対象患者の包含・除外基準に含まれている腎機能と尿蛋白量に注目して作成された治療介入の適応である．実際の診療では，腎機能と尿蛋白に加えて，腎病理組織学的所見や年齢なども考慮して，上記治療介入の適応を慎重に判断すべきである．必要に応じ CKD 診療ガイドラインに基づき，高血圧，食塩摂取，脂質異常症，耐糖能異常，肥満，喫煙，貧血，CKD-MBD，代謝性アシドーシスなどの管理を行う．

【推奨グレード】
推奨グレード A：強い科学的根拠があり，行うように強く勧められる．
推奨グレード B：科学的根拠があり，行うよう勧められる．
推奨グレード C1：科学的根拠はない（あるいは，弱い）が，行うように勧められる．
推奨グレード C2：科学的根拠がなく（あるいは，弱く），行わないよう勧められる．
推奨グレード D：無効性あるいは害を示す科学的根拠があり，行わないよう勧められる．

（日本腎臓学会編．エビデンスに基づく CKD 診療ガイドライン 2013．東京：東京医学社．2013）

A. 全てのリスク群に共通する治療指針

a. 生活習慣の是正

禁煙，適正飲酒量の指導，体重の管理を行う[注1]．

b. 診察・検査項目

定期的な血圧測定および腎機能の評価（s-Cr，eGFR など）を含む血液生化学検査，尿定性試験・沈渣検査，尿中蛋白・クレアチニン定量（蛋白/クレアチニン比），可能であれば蓄尿検査による1日尿蛋白排泄量やクレアチニンクリアランスの測定を行う．

c. エネルギー摂取量

エネルギー摂取量は，年齢，性別，運動量を加味しながら 25〜35kcal/kg 標準体重/日を目安とする．なお，摂取エネルギーの決定後は，体重変化を観察しながら適正エネルギー量となっているかを経時的に評価しつつ調整を加える．肥満が蛋白尿の改善を遅らせるなどの所見が認められているので，減量も重要である．

B. リスク群別の治療指針

1）低リスク群

a. 生活指導・診察回数

特に運動制限を行う必要はないが，生活習慣の是正を指導する．診察は少なくとも 3〜6 ヵ月に 1 回とする．

b. 食事療法

過剰の食塩摂取を避け，腎機能低下例では過剰な蛋白質摂取を避ける（0.8〜1.0g/kg 標準体重/日）．

c. 薬物療法

尿蛋白量，高血圧の有無や腎組織所見を参考に，抗血小板薬や降圧薬を用いる[注2]．副腎皮質ステロイド療法（パルス療法を含む）は，糸球体に急性活動性病変を有する場合に考慮する[注3]．

2）中等リスク群

a. 生活指導・診察回数

血圧，尿蛋白量，腎機能などを慎重にみながら運動量を調節する．診察は少なくとも 1〜3 ヵ月に 1 回とする．

b. 食事療法

腎機能，尿蛋白量，血圧に応じた，蛋白質摂取（0.8〜1.0g/kg 標準体重/日）や食塩の制限（基本は 6g/日未満）を行う．

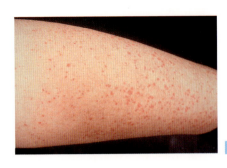

図 4-6　IgA 血管炎にみられる紫斑（下腿）

c. 薬物療法

尿蛋白量，高血圧の有無や腎組織所見を参考に，抗血小板薬，降圧薬や副腎皮質ステロイド（パルス療法を含む）を用いる[注2,3]．特に，①糸球体に急性活動性病変を認め，② eGFR が 60mL/min/1.73m² 以上の場合には，副腎皮質ステロイド療法（パルス療法を含む）の適応を積極的に考慮する 図 4-6．

3）高リスク群

a. 生活指導・診察回数

患者の尿蛋白量，腎機能などを慎重にみながら運動量を調節する．診察は，少なくとも 1 ヵ月に 1 回とする．妊娠・出産には注意が必要である．

b. 食事療法

腎機能，尿蛋白量，血圧に応じて，蛋白質制限（0.6～0.8g/kg 標準体重/日）や食塩の制限（基本は 6g/日未満）を行う．必要に応じてカリウム（K）制限を行う．

c. 薬物療法

尿蛋白量，高血圧の有無や腎組織所見を参考に，抗血小板薬や降圧薬，副腎皮質ステロイド（パルス療法を含む）を用いる[注2,3]．特に，①糸球体に急性活動性病変を認め，② eGFR が 60mL/min/1.73m² 以上の場合には，副腎皮質ステロイド療法（パルス療法を含む）を考慮する 図 4-5．

4）超高リスク群

a. 生活指導・診察回数

高リスク群に準じた生活指導を行う．妊娠・出産には厳重な注意が必要であり，診察は 2 週間から 1 ヵ月に 1 回とする．

b. 食事療法

食塩（6g/日未満），蛋白質制限（0.6～0.8g/kg 標準体重/日）および適切な K 制限を行う．

c. 薬物療法

高リスク群に準じるが，病態によっては保存期慢性腎不全（透析療法導入前の腎機能低下状態）の治療を行う．ただし，慢性病変が糸球体病変の主体をなす場合には，副腎皮質ステロイド療法の適応については慎重に考慮すべきである 図4-5．

注1) 体重の管理は，標準体重［(身長 m)^2×22］(kg) に近づけるように指導する．

注2) 降圧には，アンジオテンシン変換酵素（ACE）阻害薬，アンジオテンシンⅡ受容体拮抗薬（ARB）を第1選択とし，降圧目標が達成できないときには第2選択薬としてループ利尿薬またはカルシウム（Ca）拮抗薬の併用療法を考慮する．

注3) 使用に際しては，腎臓専門医の意見を参考にすることが望ましい．現在，わが国で，治療法の1つとして扁桃摘出術（病巣感染巣除去）と副腎皮質ステロイドパルス療法の併用の有効性について調査・研究が行われている．

C. 食事療法

- IgA 腎症をはじめとする慢性腎炎症候群における食事療法の中心は，いかにして末期腎不全（ESKD）に進展・増悪させないかであり，大きな役割を担っている．

- 腎臓の働きを守り，全身の栄養を確保するために，『腎臓病食品交換表』（医歯薬出版）を上手に用いる．エネルギーは，主として炭水化物と脂質から補給する．

- 炭水化物と脂質に偏ると脂質異常症（dyslipidemia）となり，その持続は動脈硬化や腎糸球体の硬化（荒廃）につながることから，脂質異常症の改善を図る．

- 腎への負担を避けるために，エキス分を多く含む蛋白質性食品（肉類，魚介類，卵類，肉汁など）は，摂りすぎないようにする．腎機能低下例

では，蛋白質摂取制限（0.6〜1.0g/kg 標準体重 / 日）と必要に応じて K 制限とする．
- 塩分摂取制限（基本は食塩 7g/ 日未満，高血圧では食塩 6g/ 日未満）とする．
- 高血圧や浮腫を防ぐため，食塩（Na）の制限が必要である．つまり，食塩の多い調味料（塩，みそ，しょうゆ，ソースなど）やインスタント食品，漬け物，汁物などの摂取制限を行う．
- <u>本症例では，エネルギーは標準体重 58.5kg から 1 日 1,800kcal（30kcal/kg 標準体重）とし，腎機能は正常範囲であることから蛋白質は 1 日標準体重 1kg 当たり 1.0g の 60g とした</u>．
- 今後の腎機能の変化（低下）に応じて，蛋白質はさらに減じていく必要がある．

D. 薬物療法

1）抗血小板薬（ジピリダモール，塩酸ジラゼプなど：推奨グレード C1）

腎血流量増加作用，抗血小板作用，糸球体毛細血管壁の陰性荷電（anionic charge）減少抑制作用などを有している．この陰性荷電が減少すると，同じ陰性荷電を有するアルブミンが尿中に排泄されるようになる．

▶処方例
- **ペルサンチン -L®（ジピリダモール徐放剤，カプセル：150mg）**
  2 カプセル，分 2
- **コメリアン®（ジラゼプ，錠：50mg）** 6 錠，分 3

ジピリダモールでは，頭痛を誘発しやすいため，少量から投与する．内視鏡検査での生検などの出血を伴う処置が予定されている場合には，両剤とも約 1 週間前から休薬する．

2）n-3 系脂肪酸（魚油）

血小板凝集抑制作用と血清脂質低下作用を有する．脂質異常症（特に，高トリグリセリド血症）を伴った場合に投与する．

▶処方例
- **エパデール®（イコサペント酸エチル）** 1.8〜2.7g，分 3

格別な副作用はみられないが，重篤な副作用として出血がある．

3）アンジオテンシン変換酵素（ACE）阻害薬，アンジオテンシンⅡ受容体拮抗薬（ARB）：推奨グレード C1)

腎糸球体輸出細動脈の拡張による尿蛋白減少作用（腎保護作用）を有する．ただし，わが国では，これらは降圧薬であることから正常血圧者のIgA 腎症への投与は保険適応がない．

▶処方例

4）ACE 阻害薬
- タナトリル® （イミダプリル塩酸塩錠）0.5〜2 錠，分 1

ACE 阻害薬は，ブラジキニンの作用増強による空咳が多く持続性である．投与 1 週間から数ヵ月以内で出現する．腎機能障害例では，降圧に伴う一過性の腎機能低下がみられることがある．S-Cr 2.0mg/dL 以上では，少量から投与する．まれに，血管性浮腫がみられる．妊婦または妊娠している可能性のある婦人では，服用禁忌である．

5）ARB
- オルメテック® （オルメサルタン，錠：10mg）1〜2 錠，分 1
- アバプロ® （イルベサルタン，錠：50mg）1〜2 錠，分 1，夜間高血圧症例では，夕食後，眠前投与も考慮する．

ARB では，空咳の出現は少ないが，血管性浮腫，肝障害，高 K 血症などがみられる．妊婦または妊娠している可能性のある婦人では，服用禁忌である．

6）副腎皮質ステロイド療法（パルス療法を含む：推奨グレード C1)

糸球体に急性活動性病変を有する場合（尿蛋白量が 0.5g/ 日以上で，eGFR 60mL/min/1.73m² 以上の場合）やネフローゼ症候群を呈する場合に考慮する．ただし，慢性硬化性病変が糸球体病変の主体をなす場合には，副腎皮質ステロイド療法については慎重に考慮する．

▶処方例
- プレドニン® （プレドニゾロン）0.8〜1.0mg/kg を約 2 ヵ月，その後漸減して約 6 ヵ月投与する．
- ソルメドロール® （メチルプレドニゾロン）0.5〜1g，3 日間を隔月で 3 回行い，プレドニゾロン 0.5mg/kg 隔日を 6 ヵ月間投与する．

副腎皮質ステロイドの副作用は多いが，大量のステロイド療法では，結

核やニューモシスチス肺炎，B 型肝炎などの日和見感染の併発に十分注意する．

7）扁摘ステロイドパルス療法：推奨グレード C1

　IgA 腎症の治療として，扁摘＋ステロイドパルス療法の効果が主としてわが国から報告されている（NDT. 2014; 29: 1546-53）．扁摘ステロイドパルス療法は，口蓋扁桃を摘出し副腎皮質ステロイドを短期・大量投与する併用療法であり，蛋白尿・血尿の減少効果が報告されている．この治療により，血清 IgA 値・IgA/C3 比は低下する．しかし，腎機能が低下し不可逆的な腎病変が高度にみられる場合には効果は弱いため，早い時期からの治療開始が望まれる（保険適応外）．扁摘ステロイドパルス療法は，腎臓専門医によってなされるのが望ましい．

６ どういう状態になったら腎臓専門医へ逆紹介するのか？

- 抗血小板薬や ACE 阻害薬・ARB の投与にもかかわらず，蛋白尿・血尿が増加し，扁摘ステロイドパルス療法が必要か否かの診断を仰ぐときには，腎臓専門医へ逆紹介する．
- 扁摘ステロイドパルス療法を行った後に紹介されたが，再び血尿・蛋白尿の悪化がみられたときには，紹介された腎臓専門医へ逆紹介する．
- ネフローゼ症候群の出現や腎機能の高度低下を呈し入院加療が必要と考えられたときには，腎臓専門医へ逆紹介する．
- 肉眼的血尿を呈する場合には，腎尿路の画像診断を行い，結石や腫瘍の診断を行うが，機材の準備その他で必要があれば，腎臓専門医へ逆紹介する．

附則

●IgA 血管炎（紫斑病性腎炎）

　Henoch-Schönlein 紫斑病（HSP）は，3～10 歳に好発し，患者の約半数は 5 歳以下での発症である．北米では白人に多いがアフリカ系黒人における発症は低く，IgA 腎症に類似している．IgA 腎症と同様に上気道感染後の発症が多い．HSP では，皮膚および消化管，関節の小血管に IgA や補体 C3 が沈着し，白血球破壊性血管炎（leukoclastic vasculitis）を呈する．皮膚病変（紫斑）は 100％にみられ，関節症状 80％，消化器症状 50～

70％，神経症状 2％の合併がみられる 図4-6．消化器では，胃・十二指腸に浅い多発性の潰瘍を呈することがある．腎病変を呈する場合には，糸球体メサンギウム領域に IgA（IgA1）と補体 C3 の顆粒状沈着を認めるメサンギウム増殖性糸球体腎炎を呈する．腎組織では，IgA 腎症と区別できないことから，欧米では HSP 腎炎と IgA 腎症は同一疾患と考えられている．HSP 腎炎は，IgA 腎症の全身性血管炎型と考えられている．2013 年 1 月，20 年ぶりに Chapel Hill Consensus Conference（CHCC）2012 分類が改訂され，HSP 腎炎は IgA 血管炎（IgA vasculitis）として分類された（血管炎の診断と治療―新分類 CHCC2012 に沿って．東京; 医歯薬出版. 2014）．

　IgA 血管炎の病因は，IgA 腎症と同様に依然明らかにされていないが，腎糸球体に沈着する IgA は多量体や免疫複合物（体）を形成し，血清中には多量体 IgA が増加している．最近，IgA 血管炎でも IgA 腎症と同様に血清中に糖鎖異常（ガラクトース欠損）IgA1 が有意に増加し，扁摘ステロイドパルス療法が著効したとの報告もみられている．

● 尿毒症治療薬（経口吸着炭素製剤）

▶ 処方例

クレメジン® 慢性腎不全用 カプセル，細粒分包

- s-Cr が低値（1.5〜2.0mg/dL）の早期活動性 CKD から経口吸着炭素製剤を長期に投与することが，末期腎不全透析導入の遅延をもたらすと思われる．
- 早期 CKD では，1 包（2g）から開始し徐々に増量することもよい．
- 飲みにくいので，服用に工夫（オブラートの使用，水を口に含んでから服用し水を多めに飲むなど）が必要である．
- 経口吸着炭素製剤の作用機序から低蛋白食の食事指導も重要である．
- 副作用の主なものは，便秘であり胃腸の手術後の患者では投与に注意を要する．

① 作用機序

　クレメジン®は，内服により慢性腎不全における尿毒症毒素（uremic toxins：アミノ酸のトリプトファンから変化したインドール）を消化管内で吸着し，便とともに排泄されることにより，尿毒症症状の改善や透析導入を遅らせる効果をもたらす．インドールは腸管から吸収された後，肝臓

でインドキシル硫酸に抱合され腎臓や心臓などに障害を及ぼすことから，吸収量は少ない方が，好ましいと考えられる．

②効能・効果

　進行性慢性腎不全における尿毒症症状の改善および透析導入の遅延．

③用法／用量

　通常，成人に1日6gを3回に分割し，経口投与する．他の併用薬とは時間をあけて服用することが望ましい．また，低蛋白食とすることが望ましい．

④重大な副作用

　特にないが，便秘，食欲不振，悪心・嘔吐，腹部膨満などの消化器症状が多い．

⑤禁忌

　消化管に通過障害を有し排泄に支障をきたすおそれのある場合．

● 代謝性アシドーシス治療薬

▶処方例

重曹

　内服：1日3〜5g，数回分服

- 透析前の腎不全では，代謝性アシドーシス（動脈血ガスpH 7.2未満）に対し酸血症（アシデミア）の是正目的でアルカリ化薬の炭酸水素ナトリウム（重曹）が用いられる．酸血症（アシデミア）に伴う高K血症の治療にも用いられる．
- CKDにおける酸血症（アシデミア）の治療では，重炭酸イオン20mEq/L以上を目指す．
- Naの負荷による高血圧をきたすこともあるため，投与量には注意が必要である．
- 尿酸排泄促進と痛風発作予防にも用いられる．

● 酸性尿改善薬

▶処方例

ウラリット-U® 配合散（1g/包中クエン酸K 463mg，クエン酸Na 390mg）

　1回1g（2錠），1日3回，尿検査でpH6.2〜6.8の範囲になるように調

整する．
- 痛風ならびに高尿酸血症における酸性尿の改善を目的とする．
- アシドーシスの改善のためにも用いられる．
- 尿路結石再発予防にも用いられるが，保険適応外である．

II. ループス腎炎

診療情報提供書

2016年　×月　○日

医療機関名：青森県　Y医院内科

御担当医　：青○次X先生　御侍史

　　　　　　　　　　　　　　　京南大学病院　腎臓内科
　　　　　　　　　　　　　　　　　　　医師　○野○蔵

当院ID：0078X5

患者氏名：○○××殿

生年月日：19XX年0月　00　日生（22歳）　男・女

主訴または病名：ループス腎炎

　患者さんの○○××様（22歳，女性，会社員：事務職）をご紹介申し上げます．患者さんは，18歳頃から日光過敏症がみられていたそうですが，放置していました．この3ヵ月位前から両顔面頬部の"赤み"に気づき，約1ヵ月前から朝方の両手のこわばりと肘関節痛を自覚したため，"かかりつけ医"を受診し精査を求め来院されました．来院時にも，頬部の蝶型紅斑と両側肘関節の腫脹が認められました．末梢血白血球は3,100/μLと低値で，免疫血清学的検査では抗核抗体（diffuse type）と抗dsDNA抗体が陽性でした．血清補体は，C3 46mg/dL，C4 10mg/dL，補体価（CH50）は21.0U/mLであり，低補体血症がみられました．CRPは1.8mg/dLと高値でした．尿検査では1.5g/日の蛋白尿を認め，尿沈渣では赤血球10〜19コ/HPFで，さまざまな種類の円柱（赤血球円柱，白血球円柱，顆粒円柱）も一枚の沈渣標本に認めら

れました．いわゆる「テレスコープ尿沈渣」といわれるものでした．腎機能検査では，SUN 16mg/dL，s-Cr 0.7mg/dL，eGFR 89mL/min とほぼ正常範囲でした．

以上より，ループス腎炎と診断しました．腎生検の適応と考えましたが，一度退院し外来診察を行った後の夏休みに行いました．腎病理組織所見につきましては，後日連絡させて頂きます．

患者さんは，来春大学を卒業し故郷の御地へ戻られますので，今後のご診療をお願いいたします．

現在の処方・栄養指導

・薬物療法

副腎皮質ステロイド　プレドニン®（プレドニゾロン）1日1回 30mg 朝食後

抗血小板薬　コメリアン®（塩酸ジラゼプ）1日3回 300mg，朝・昼・夕食後

・栄養指導：

蛋白コントロール食，腎炎・ネフローゼ食（1日 1,800kcal・蛋白質 60g）

添付資料

☐ XP　☐ 超音波　☐ CT　☐ 心電図　☐ MRI　☑ 血液・尿検査
☐ Angio　☐ 内視鏡　☐ RI　☐ その他（　　　　　）

返却　要・<u>不要</u>

※この患者様についてのお問い合わせの際は，当院 ID をお伝え下さい．

❶ 本症例からみた疾患の理解

- この症例は，皮膚・関節の症状（日光過敏症の既往があるとともに，両手指の朝のこわばり，肘関節の疼痛と腫脹，頬部の蝶型紅斑）が認められている．
- 臨床症状と検査所見は，1997年改訂全身性エリテマトーデス（systemic

表4-5 **SLEの分類基準（1997年改訂）**（ARA：現在，the American College of Rheumatology）

1. 顔面（頬部）紅斑
2. 円板状皮疹（ディスコイド疹）
3. 光線過敏症
4. 口腔潰瘍（無痛性で口腔あるいは鼻咽喉に出現）
5. 非びらん性関節炎（2関節以上）
6. 漿膜炎
    a) 胸膜炎，または，b) 心膜炎
7. 腎障害
    a) 0.5g/日以上または3＋以上の持続性蛋白尿，または，b) 細胞性円柱
8. 神経障害
    a) 痙攣，または，b) 精神障害
9. 血液異常
    a) 溶血性貧血，b) 白血球減少症（＜4,000/μL），c) リンパ球減少症（＜1,500/μL），または，d) 血小板減少症（＜100,000/μL）
10. 免疫異常
    a) 抗二本鎖DNA抗体陽性，b) 抗Sm抗体陽性，または，c) 抗リン脂質抗体陽性
      1) IgGまたはIgM抗カルジオリピン抗体の異常値，2) ループス抗凝固因子陽性，3) 梅毒血清反応生物学的偽陽性，のいずれかによる
11. 抗核抗体陽性

上記項目4項目以上を満たす場合全身性エリテマトーデスと診断する

(Hochberg MC. Arthritis Rheum. 1997; 40: 1725)

erythematosus：SLE）診断基準 表4-5 の11項目のうち7項目を示し，4項目以上の基準でSLEとする基準に合致していた．
- 腎機能は正常範囲であったが，血尿・蛋白尿・円柱尿（テレスコープ尿沈渣）がみられたことからループス腎炎と診断した（腎生検は，後日行われた）．

❷ 検査とその意義

A. 尿検査
- 蛋白尿に加え，尿沈渣で赤血球や白血球，顆粒円柱，赤血球円柱，白血球円柱などの多彩な所見（テレスコープ尿沈渣）図4-7 が認められる．

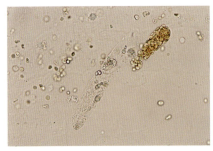

図 4-7 テレスコープ円柱
さまざまな沈渣成分がみられる．

B. 血液検査

- 抗核抗体・抗 DNA 抗体，抗二本鎖 DNA（dsDNA）抗体・抗 Sm 抗体，抗リン脂質抗体，抗カルジオピン抗体などさまざまな自己抗体が陽性を示す．
- 抗二本鎖 DNA（dsDNA）抗体は，SLE やループス腎炎に特異性が高く，特に活動性のループス腎炎で高値を示し，疾患活動性とよく相関する．
- 末梢血白血球（リンパ球）減少が認められる．
- 低補体血症（hypocomplementemia）も認められる．これは，血中の免疫複合体（抗原抗体複合物）の形成により血清中の補体が消費されたためと考えられる．
- ネフローゼ症候群（nephrotic syndrome）を呈する患者では，血清総蛋白・アルブミンの低値を認める．
- 腎不全患者では，SUN・s-Cr の上昇や電解質異常（高 K 血症，低 Ca・高 P 血症など）がみられる．

③ 確定診断：ループス腎炎（lupus nephritis）

- 腎機能は正常範囲であったが，SLE の診断基準をみたし，蛋白尿・円柱尿がみられたことからループス腎炎（lupus nephritis）と診断した．
- SLE 患者の約 50％は，ループス腎炎と診断されている．
- ループス腎炎発症のピークは 20 歳代と若く約 90％は女性である．
- SLE の病因はよくわかっていないが，①遺伝的素因（HLA との関連，補体欠損症），②性ホルモンの影響，③環境因子（感染，紫外線曝露，薬剤など）などが関与し免疫異常（自己抗体産生など）が生じ，さまざ

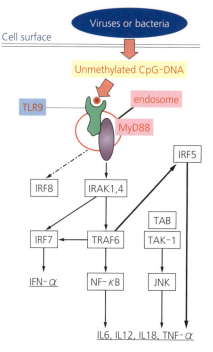

図 4-8　TLR（Toll-like 受容体）9
- Toll-like receptor（TLR）9 は，種々の免疫担当細胞（樹状細胞，B 細胞）に発現している．
- TLR9 受容体は，細菌やウイルスの刺激による非メチル化 CpG-DNA と反応し，MyD88（Myeloid differentiation protein-88）を介し，種々の炎症性サイトカイン発現を惹き起こす．
- 糸球体内の炎症にも関与していると思われる．

まな症状が出現すると推測される．

- 自己抗体産生機序についてはいまだ明らかでないが，自然免疫必須の因子である Toll-like 受容体（Toll-like receptor：TLR）と核酸やその結合蛋白に対する免疫応答の誘導による抗体産生，疾患活動性の上昇との関連が議論されている．
- TLR はおもに微生物やウイルスが有する特有の蛋白分子を認識し，その下流にある各種の感染防御機構を活性化するとされている 図 4-8．
- ループス腎炎では，SLE 症状（皮膚症状，関節症状，神経症状など）に，腎炎症状（蛋白尿，血尿，細胞性円柱尿）が加わる．
- ループス腎炎は，抗 DNA 抗体や形成された免疫複合体（物）が糸球体に結合し，炎症が惹起されることによって発症する．

糸球体への沈着機序

①流血中の抗 DNA 抗体と DNA による免疫複合体が糸球体毛細血管壁に

捕捉される．
② 陰性に荷電した糸球体基底膜（glomerular basement membrane：GBM）にヌクレオソームの陽性に荷電したヒストンが固着し，そのヒストンを介して抗DNA抗体が沈着し，局所で免疫複合体を形成する（*in situ* immune complex formation）．
③ 抗DNA抗体がヘパラン硫酸プロテオグリカンなどの糸球体構成物質と交差反応により非特異的に直接結合する．

- ループス腎炎患者の30〜60％がネフローゼ症候群を呈し，急速進行性腎炎症候群（WHO分類：腎不全が急速に進行する蛋白尿・血尿異常）様の症状も高率に認められる．

❹ 今後定期的に行うべき検査

A. 尿検査

- 尿定性試験・沈渣検査，尿中蛋白・クレアチニン定量 g/gCr（蛋白／クレアチニン比）：来院時に早朝尿・随時尿を用いて行う．特に，早朝第2尿での尿中蛋白・クレアチニン定量 g/gCr は，1日尿蛋白排泄量とほぼ同等であり尿量に関わりなく経時的変化をみるのに適している．
- 可能であれば24時間蓄尿による1日尿蛋白排泄量の測定を行う．
- 尿沈渣検査を行う．特に，変形赤血球や細胞性円柱の有無と程度を確認し，ループス腎炎の活動性を評価する．
これらは，他の腎臓病にも共通する尿検査である．

B. 血圧測定

- 家庭血圧を毎日朝夕2回測定し，早朝高血圧の有無について調べる．
- 家庭での血圧値は，医療機関での血圧値よりも予後をみるうえで有用である．

C. 腎機能と疾患活動性の評価

- s-Cr，eGFRcr（s-Crによる推算糸球体濾過量）などを定期的に行う．
- 血清シスタチンCとeGFRcys（血清シスタチンCによる推算糸球体濾過量）を求め，s-Cr，eGFRcrと比較することが勧められる．

- 手技がやや煩雑であるが，可能であればGFRのゴールドスタンダードであるイヌリンクリアランスの測定が望ましい．
- 末梢血液中の白血球・リンパ球数および，血清抗核抗体（ANA），抗dsDNA抗体，血清補体値（CH50），補体C3・C4値を測定し疾患活動性を評価する．

❺ 治療

A. 食事療法

- <u>本症例のエネルギーは標準体重60.6kgから1日1,800kcal（30kcal/kg標準体重/日）とし，腎機能は正常範囲であることから蛋白質は1日標準体重1kg当たり1.0gの60gとする．</u>
- 腎機能の低下に応じて蛋白質は，さらに減じていく必要がある．
- 血圧は正常であったが，血圧の上昇を防ぐ意味から食塩は1日6～7g未満とする．
- 糸球体の硬化性病変が主体の患者では，ステロイド療法に反応せず進行することが少なくないため，免疫抑制薬を含めた強力な治療は控え，低蛋白食と減塩を主体とする食事療法を積極的に行う．

B. 薬物療法

- ループス腎炎はSLEの全身症状の一部であり，治療はSLEそのものの疾患活動性や障害臓器の広がりにより異なる．
- 副腎皮質ステロイドによる治療を中心とし，必要に応じて免疫抑制薬や抗凝固・線溶療法が併用される．
- 副腎皮質ステロイドは，病態に合わせて初期治療量を決定し，疾患活動性を評価しながら漸減して維持療法に移行するのが一般的である．
- SLEの腎外症状の程度にもよるが，初期治療量はclassⅠ・Ⅱの場合はプレドニゾロン（プレドニン®）で30～40mg/日（0.5～0.8mg/kg標準体重/日），classⅢ・Ⅳでは40～60mg/日（0.8～1.0mg/kg標準体重/日）から経口投与する（classについては，後述する）．
- 腎組織学的活動性の高いびまん性増殖性ループス腎炎の場合には，ステロイドパルス療法（メチルプレドニゾロン：ソル・メドロール®0.5～

1.0g/日×3日間投与，後療法としてプレドニゾロンの内服）が有用である．
- 副腎皮質ステロイド投与により血液が過凝固状態になりやすいため，塩酸ジラゼプやジピリダモールなどの抗血小板薬を併用することがある．
- ステロイド療法に反応の悪い場合には，免疫抑制薬（ミゾリビン，タクロリムス，シクロホスファミド，シクロスポリン）が用いられる．シクロホスファミド（エンドキサン®）の静脈内投与によるパルス療法が導入され，腎障害の進行やSLEの再発抑制（ネフローゼ症候群を示す重症例やステロイド抵抗症例など）に有効とされている．しかし，副作用（卵巣機能不全，出血性膀胱炎，悪性腫瘍など）に十分な注意が必要である．
- SLEを含む自己免疫疾患では，自己抗体を産生するB細胞が病態の中心にあると考えられ，B細胞やB-T細胞間相互作用を抑制する生物学的製剤（抗CD20マウス-ヒトキメラ型モノクローナル抗体：リツキシマブ，リツキサン®など）が用いられている．
- 抗dsDNA抗体免疫複合体が高値で，免疫学的活動性が著しく高い患者では，血漿交換療法（plasmapheresis）も行われている．
- 末期腎不全（ESKD）に至った患者では，透析療法に移行する．

▶処方例

1）合成副腎皮質ホルモン

プレドニン®

プレドニゾロン錠は合成糖質副腎皮質ホルモンで，抗炎症作用，抗アレルギー作用，免疫抑制作用のほか，広範囲にわたる代謝作用を有する．

- 成人には1日5～60mgを1～4回に分割経口投与する．なお，年齢，症状により適宜増減する．プレドニン®の投与量や投与スケジュールについては，学会のガイドラインなど，最新の情報を参考に投与する．
- 重大な副作用として，誘発感染症，感染症の増悪，続発性副腎皮質機能不全，糖尿病，消化管潰瘍，膵炎，精神変調，うつ状態，痙攣，骨粗鬆症，大腿骨および上腕骨などの骨頭無菌性壊死などがある．
- 禁忌は過敏症である．

2）免疫抑制薬

ネオーラル®（シクロスポリン）

　ネオーラル®は，直接的な細胞障害性によるものではなく，リンパ球に対し特異的かつ可逆的に作用し，強力な免疫抑制作用を示す．本剤は主にヘルパーT細胞の活性化を抑制するが，サプレッサーT細胞の活性化を阻害しないことが示されている．T細胞においてシクロフィリンと複合体を形成し，T細胞活性化のシグナル伝達において重要な役割を果たしているカルシニューリンに結合し，カルシニューリンの活性化を阻害する．これによって脱リン酸化による転写因子NFATの細胞質成分の核内移行が阻止され，インターロイキン-2（IL-2）に代表されるサイトカインの産生が抑制される．

- 副腎皮質ステロイドに抵抗性を示す成人症例には，1日量3mg/kg体重を投与する．
- 重大な副作用として腎障害（尿細管萎縮，細動脈病変，間質の線維化など），肝障害，溶血性貧血，血小板減少などがある．
- 禁忌は，過敏症，妊婦，妊娠している可能性のある婦人または授乳婦，タクロリムス・タバスタチン・ロスバスタチン・ボセンタン・アリスキレンを服用中，肝臓または腎臓障害で，コルヒチン®を服用中の患者である．

エンドキサン®（シクロホスファミド水和物錠：アルキル化剤）

　エンドキサン®は生体内で活性化された後，腫瘍細胞のDNA合成を阻害し，抗腫瘍作用を現わすことが認められている．

- 成人には1日50～200mgを約8～12週間経口投与する．なお，年齢，症状により適宜増減する．
- 重大な副作用として，ショック，アナフィラキシー，骨髄抑制，出血性膀胱炎，イレウス，胃腸出血，間質性肺炎，急性腎不全などがある．
- 禁忌は，ペントスタチン（コホリン®）を服用中，過敏症，重症感染症の合併である．

ブレディニン錠®（ミゾリビン）

　ブレディニン®は，プリン合成系のイノシン酸からグアニル酸に至る経路を拮抗・阻害するが，高分子核酸中には取り込まれない．

- 成人1回50mgを1日3回経口投与する．ただし，腎機能の程度により減量を考慮する．なお，本剤の使用以前に副腎皮質ホルモンが維持投与されている場合には，その維持用量に本剤を上乗せして用いる．症状により副腎皮質ステロイドの用量は適宜減量する．
- 重大な副作用として，骨髄機能抑制，感染症などがある．
- 禁忌は，過敏症，白血球数 3,000/mm^3 以下，妊婦または妊娠している可能性のある婦人である．

⑥ どういう状態になったら腎臓専門医へ逆紹介するのか？

- 副腎皮質ステロイド，免疫抑制薬，抗血小板薬，ACE 阻害薬・ARB（補助療法）の投与にもかかわらず，蛋白尿・血尿が増加し，尿所見に細胞性円柱などの疾患活動性を示す所見が増えてきた場合には，腎臓専門医へ逆紹介する．
- ネフローゼ症候群や腎機能の高度低下を呈し入院加療が必要と考えられた時には，腎臓専門医へ逆紹介する．

診療情報提供書　第2報

2016年　〇月　×日

医療機関名：青森県 Y 医院内科

御担当医　：青〇次×先生　御侍史

京南大学病院　腎臓内科

医師〇野〇蔵

拝啓

　先日，紹介させていただきました患者〇〇××殿の腎生検所見をお送りいたします．遅くなりまして，申し訳ございませんでした．ご参考にしていただければ幸いです．

敬具

腎生検組織所見

・光学顕微鏡での糸球体病変には，障害部位により，①メサンギウムパ

ターン：メサンギウム細胞の増加，メサンギウム基質の増生（拡大），②内皮パターン：内皮細胞障害，糸球体毛細血管内の細胞浸潤や増多，糸球体毛細血管の破壊（ワイヤーループ病変），③上皮パターン：免疫複合体の上皮下沈着の3つがありますが，混在して認められることが多いです．

- 本症例では，メサンギウム細胞の増加，メサンギウム基質の増生・拡大と糸球体毛細血管のワイヤーループ病変（wire loop lesion）が認められました 図4-9 ．蛍光抗体法では，糸球体毛細血管壁とメサンギウム領域にIgG，IgM，C1q，C3が粗・細顆粒状に沈着していました 図4-10 ．また，電子顕微鏡では，同部位に種々の大きさの高電子密度沈着物（electron dense deposits）がみられました 図4-11 ．以上の所見および臨床診断より，ループス腎炎（分類：Ⅳ型/Ⅴ型）に一致した所見と考えました． 表4-6 （2003年）と 表4-7 （簡略版）に分類を示しました．

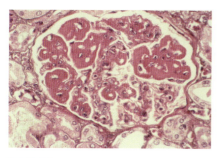

図4-9 ループス腎炎（ワイヤーループ病変，PAS染色）

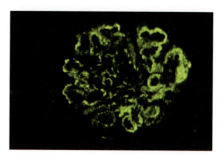

図4-10 ループス腎炎（蛍光抗体法，IgG染色）：糸球体毛細血管壁とメサンギウム領域へのIgG沈着

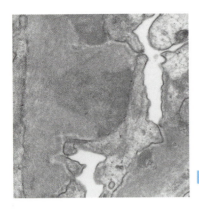

図 4-11 ループス腎炎（電顕像）：糸球体基底膜内への高電子密度物質の沈着

表 4-6 ISN/IRPS によるループス腎炎分類

Ⅰ型：微小メサンギウムループス腎炎
光顕において糸球体は正常であるが，蛍光抗体法ではメサンギウムに免疫沈着物が認められる．

Ⅱ型：メサンギウム増殖性ループス腎炎
光顕でメサンギウム細胞増殖（程度は問わない）もしくはメサンギウムに限局した基質拡大が認められ，メサンギウムに免疫沈着物が認められる．蛍光抗体法あるいは電顕において孤立性の上皮下ないし内皮下沈着物がわずかに認められる場合もあるが，光顕では認められない．

Ⅲ型：巣状ループス腎炎
活動性もしくは非活動性，分節性ないし全節性，管内性ないし管外性の巣状糸球体腎炎で，全糸球体の 50％未満に病変が認められる．典型例では巣状の内皮下免疫沈着物が認められ，メサンギウム変化は伴う場合と伴わない場合がある．
　　Ⅲ（A）　　活動性病変：巣状増殖性ループス腎炎
　　Ⅲ（A/C）　活動性および慢性病変：巣状増殖性および硬化性ループス腎炎
　　Ⅲ（C）　　糸球体瘢痕を伴う慢性非活動性病変：巣状硬化性ループス腎炎

（次頁へつづく）

表4-6 つづき

IV型: びまん性ループス腎炎
活動性もしくは非活動性，分節性ないし全節性，管内性ないし管外性のびまん性糸球体腎炎で，全糸球体の50％以上に病変が認められる．典型例ではびまん性の内皮下免疫沈着物が認められ，メサンギウム変化は伴う場合と伴わない場合がある．この型は，病変を有する糸球体の50％以上が分節性病変を示すびまん性分節性（IV-S）ループス腎炎と，病変を有する糸球体の50％以上が全節性病変を示すびまん性全節性（IV-G）ループス腎炎に分けられる．分節性とは，病変部分が糸球体係蹄の半分未満の糸球体病変と定義される．びまん性のワイヤーループ状沈着物を有するが，糸球体増殖は軽度あるいは存在しない症例もこの型に含まれる．

- IV-S（A）　　活動性病変：びまん性分節性増殖性ループス腎炎
- IV-G（A）　　活動性病変：びまん性全節性増殖性ループス腎炎
- IV-S（A/C）　活動性および持続性病変：びまん性分節性増殖性および硬化性ループス腎炎
- IV-G（A/C）　活動性および持続性病変：びまん性全節性増殖性および硬化性ループス腎炎
- IV-S（C）　　瘢痕を伴う持続性非活動性病変：びまん性分節性増殖性ループス腎炎
- IV-G（C）　　瘢痕を伴う持続性非活動性病変：びまん性全節性増殖性ループス腎炎

V型: 膜性ループス腎炎
光顕により，あるいは蛍光抗体法ないし電顕により，全節性または分節性の上皮下免疫沈着物，もしくはそれらの形態学的遺残が認められる．メサンギウム変化は伴う場合と伴わない場合がある．V型ループス腎炎はIII型もしくはIV型と複合する場合があり，その場合には両者を診断名とする．V型，ループス腎炎は進行した硬化性病変を示す場合がある．

VI型: 進行した硬化性ループス腎炎
糸球体の90％以上が全節性硬化を示し，残存腎機能は認められない．

a. 糸球体萎縮，間質の炎症と線維化，動脈硬化および他の血管病変の程度（軽度，中等度，高度）についても明記すること．
b. 活動性病変および硬化性病変を有する糸球体の割合を明記すること．
c. フィブリノイド壊死および（または）細胞性半月体を有する糸球体の割合を明記すること．
d. 糸球体萎縮，間質の炎症と線維化，動脈硬化および他の血管病変の程度についても明記（軽度，中等度，高度）すること．
e. V型はIII型もしくはIV型と複合する場合があるが，その場合には両者を診断名とする．

（長田道夫, 他. 日本腎臓学会誌. 2004; 46: 383-95）

表 4-7 ISN/RPS によるループス腎炎分類の簡略版

Ⅰ型: 微小メサンギウムループス腎炎
Ⅱ型: メサンギウム増殖性ループス腎炎
Ⅲ型: 巣状ループス腎炎
Ⅳ型: びまん性分節性（Ⅳ-S）もしくはびまん性全節性（Ⅳ-G）ループス腎炎
Ⅴ型: 膜性ループス腎炎
Ⅵ型: 進行した硬化性ループス腎炎

（長田道夫, 他. 日本腎臓学会誌. 2004; 46: 383-95）

附則

●血尿主体の腎疾患

a. 家族性菲薄基底膜症候群（再発性，持続性血尿）

　本疾患は，糸球体基底膜（GBM）のびまん性の菲薄化（成人: 250～200nm 以下）を呈し，反復性あるいは持続性に血尿を示す疾患である．遺伝性の場合は，常染色体優性遺伝形式を呈するが，孤発例もみられる．一般的には，予後良好で特別な治療は必要ないが，定期的な尿検査は行うべきである．病理組織学的には，アルポート症候群との鑑別が必要である．アルポート症候群の早期には，GBM に変化がみられる．

b. ナットクラッカー（くるみ割り）現象

　左腎静脈が，腹（部）大動脈と上腸間膜動脈の間に挟まれ，左腎静脈の還流障害により左腎静脈の内圧が上昇し，左腎出血が起こる現象が認められる．これを，ナットクラッカー（くるみ割り）現象という．一般的には，特別な治療は必要ないが，定期的な尿検査は行うべきである．

Ⅲ. 糖尿病腎症

診療情報提供書

2016 年　　○月　　×日	
医療機関名: 新宿区　　○○クリニック	
御担当医　：新△　○男先生　御侍史	

京南大学病院腎臓内科

医師　○野○蔵

当院 ID: 0078X5

患者氏名：○山月世殿

生年月日：　19XX 年　5 月　X 日生（46 歳）　男・女

主訴または病名：糖尿病腎症

　患者さんの○山月世様（46 歳，会社員：事務職）を，ご紹介申し上げます．

　患者さんは，15 年前から健診で血糖値の軽度高値〔空腹時血糖（FPG）120〜130mg/dL〕がみられましたが，尿蛋白定性試験は陰性であったため放置していました．最近，多飲，夜間頻尿，多尿を家人に指摘され，尿には小さな泡が多くなり，消えにくいことに気づき精査を希望し当科を初診し入院されました．既往歴に特別なことはありませんが，家族歴としてお母様が 2 型糖尿病により近医で加療されています．

　入院時，身長 170cm，体重 72kg（標準体重 63.6kg），血圧 138/92mmHg でした．FPG 166mg/dL，HbA1c 7.2%，尿糖定性試験強陽性・定量は 8.80g/ 日で，糖尿病と診断しました．尿蛋白定性試験は強陽性（3+ 以上），尿蛋白定量は 1.5g/ 日でした．尿潜血反応は陰性で，尿沈渣でも赤血球は 1-4 コ /HPF と正常範囲でした．血液検査では，SUN 22mg/dL，s-Cr 1.5mg/dL，eGFR 30.7mL/min/1.73m^2 と腎機能は低下し，慢性腎臓病（chronic kidney disease：CKD）のステージ（CGA）分類では，C（cause）：糖尿病，G（glomerular filtration rate）：G3b，A（albuminuria）：A3 と診断されました．血尿や細胞性円柱がみられないことから，腎炎というよりも糖尿病腎症が疑われました．

　現在の処方および栄養指導の内容は，記載のとおりです．

　お忙しいところ恐縮ではございますが，今後，職場の関係もあり先生のクリニックでご診療をいただきたいとの希望がありますので，よろしくお願い申し上げます．

現在の処方
・薬物療法
ARB　ミカルディス®1日1回20mg
・栄養指導
蛋白コントロール食，糖尿病腎症食

添付資料
☐ XP　☐ 超音波　☐ CT　☐ 心電図　☐ MRI　☑ 血液・尿検査
☐ Angio　☐ 内視鏡　☐ RI　☐ その他（　　　　）
返却　要・不要

※この患者様についてのお問い合わせの際は，当院IDをお伝え下さい．

❶ 本症例からみた疾患の理解

- 15年前に軽度の高血糖を指摘されたが特別な自覚症状がないため，放置していた症例である．
- 最近，多飲（polydipsia），多尿（polyuria）と尿の泡立ちがみられている．尿に細かな泡（frothy urine）が多くみられ，それがなかなか消えないのは尿中へ蛋白が大量に排泄されていることを示している．
- 母に糖尿病がみられ，肥満傾向で中年になって出現していることから本症例は，2型糖尿病と考えられる．
- この経過をみると，糖尿病から腎臓病を合併した糖尿病腎症第3期と診断される．これまで，糖尿病腎症3期はaとbに細分化されていたが，分けることのエビデンスに乏しいとのことから糖尿病性腎症合同委員会では，顕性腎症期として1つにまとめた 表4-8．また，慢性腎臓病（CKD）分類との整合性も考えて報告されている 表4-9．

表 4-8　糖尿病性腎症新病期分類[注1]

病期	尿アルブミン値（mg/gCr）あるいは尿蛋白値（g/gCr）	GFR（eGFR）（mL/分/1.73m^2）
第1期（腎症前期）	正常アルブミン尿（30未満）	30以上[注2]
第2期（早期腎症期）	微量アルブミン尿（30〜299）[注3]	30以上
第3期（顕性腎症期）	顕性アルブミン尿（300以上）あるいは持続性蛋白尿（0.5以上）	30以上[注4]
第4期（腎不全期）	問わない[注5]	30未満
第5期（透析療法期）	透析療法中	

注1：糖尿病性腎症は必ずしも第1期から順次第5期まで進行するものではない．本分類は，厚生労働省研究班の成績に基づき予後（腎，心血管，総死亡）勘案した分類である（URL: http://mhlw-grants.niph.go.jp/, Wada T, Haneda M, Furuichi K, Babazono T, Yokoyama H, Iseki K, Araki SI, Ninomiya T, Hara S, Suzuki Y, Iwano M, Kusno E, Moriya T, Satoh H, Nakamura H, Shimizu M, Toyama T, Hara A, Makino H; The Research Group of Diabetic Nephtopathy, Ministry of Health, Labour, and Welfare of Japan; Clinical impact of albuminuria and glomerular filtration rate on renal and cardiovascular events, and all-cause mortality in Japanese patients with type 2 diabetes. Clin Exp Nephrol 18: 613-620, 2014.

注2：GFR60mL/分/1.73m^2 未満の症例はCKDに該当し，糖尿病性腎症以外の原因が存在し得るため，他の腎病変との鑑別診断が必要である．

注3：微量アルブミン尿を認めた症例では，糖尿病性腎症早期診断基準に従って鑑別診断を行ったうえで，早期腎症と診断する．

注4：顕性アルブミン尿の症例では．GFR60mL/分/1.73m^2 未満からGFRの低下に伴い腎イベント（eGFRの半減，透析導入）が増加するため，注意が必要である．

注5：GFR30mL/分/1.73m^2 未満の症例は，総アルブミン値あるいは尿蛋白値にかかわらず，腎不全期に分類される．しかし，とくに正常アルブミン尿・微量アルブミン尿の場合は，糖尿病腎症以外の腎臓病との鑑別診断が必要である．

【重要な注意事項】本表は糖尿病性腎症の病期分類であり，薬剤使用の目安を示した表ではない．糖尿病治療薬を含む薬剤，とくに腎排泄性薬剤の使用にあたっては，GFR等を勘案し，各薬剤の添付文書に従った使用が必要である．

（日本糖尿病学会. 糖尿病治療ガイド 2016-2017. 東京: 文光堂; 2016）

表 4-9 糖尿病性腎症病期分類(改訂)と CKD 重症度分類との関係

アルブミン尿区分			A1	A2	A3
尿アルブミン定量			正常アルブミン尿	微量アルブミン尿	顕性アルブミン尿
尿アルブミン/Cr 比 (mg/gCr)			30 未満	30〜299	300 以上
(尿蛋白/Cr 比)(g/gCr)					(0.50 以上)
GFR 区分 (mL/分 /1.73m^2)	G1	≧90	第 1 期 (腎症前期)	第 2 期 (早期腎症期)	第 3 期 (顕性腎症期)
	G2	60〜89			
	G3a	45〜59			
	G3b	30〜44			
	G4	15〜29	第 4 期(腎不全期)		
	G5	<15			
	(透析療法中)		第 5 期(透析療法期)		

(日本糖尿病学会. 糖尿病治療ガイド 2016-2017. 東京: 文光堂; 2016)

❷ 検査とその意義

A. 尿検査

- アルブミン尿および蛋白尿は,糖尿病腎症診断の重要な所見である.正常アルブミン尿(30mg/gCr 未満),微量アルブミン尿(30〜299mg/gCr),顕性アルブミン尿(300mg/gCr 以上)あるいは持続性蛋白尿(0.5g/gCr 以上)に分けられ,分類にも用いられているマーカーである.
- アルブミン尿が増加すると,腎症の進行や心血管死・総死亡リスクが増加するとされている.
- 糖尿病腎症でも軽度の顕微鏡的血尿を認めることがある.しかし,細胞性円柱(赤血球円柱,白血球円柱,顆粒円柱)を含んだ高度な血尿症例では,IgA 腎症などの原発性(一次性)糸球体腎炎やループス腎炎などの続発性(二次性)糸球体腎炎,尿路結石,腫瘍などの合併を考え鑑別診断する必要がある.また,高度な顕微鏡的血尿や肉眼的血尿では,悪性腫瘍の鑑別を含め細胞診や泌尿器科受診が勧められる.

B. 血液検査

- 腎症を含む細小血管合併症の発症・進展抑制には，厳格な血糖管理が重要である．
- 合併症予防のための目標は，HbA1c 値 7.0％未満である．対応する血糖値としては，空腹時血糖値（FPG）130mg/dL 未満，食後 2 時間血糖値 180mg/dL 未満をおおよその目安としている．
- 血糖の正常化をめざす際の目標は，HbA1c 値 6.0％未満であり，治療強化が困難な際の目標は 8.0％未満である 図 4-12．
- 1,5-アンヒドロ-D-グルシトール（anhydroglucitol：AG）は，血糖コントロールの状態を示す指標の1つである．1,5-AG は，グルコース（ブドウ糖）に似た構造をもつポリオール（多価アルコール）であり，体内に豊富に存在する．健常者では腎尿細管で 99％が再吸収され，1日の尿中排泄量と経口摂取量はほぼ均衡する．高血糖の場合には，尿中へのグルコース排泄（尿糖）により 1,5-AG の再吸収が阻害され尿中へ喪失されるため，血中濃度は低下する（基準値：14.0g/dL 以上）．

目標	コントロール目標値[注4]		
	血糖正常化を目指す際の目標[注1]	合併症予防のための目標[注2]	治療強化が困難な際の目標[注3]
HbA1c（%）	6.0 未満	7.0 未満	8.0 未満

治療目標は年齢，罹病期間，臓器障害，低血糖の危険性，サポート体制などを考慮して個別に設定する．

注1）適切な食事療法や運動療法だけで達成可能な場合，または薬物療法中でも低血糖などの副作用なく達成可能な場合の目標とする．
注2）合併症予防の観点から HbA1c の目標値を 7％未満とする．対応する血糖値としては，空腹時血糖値 130mg/dL 未満，食後 2 時間血糖値 180mg/dL 未満をおおよその目安とする．
注3）低血糖などの副作用，その他の理由で治療の強化が難しい場合の目標とする．
注4）いずれも成人に対しての目標値であり，また妊娠例は除くものとする．

図 4-12 血糖コントロール目標

（日本糖尿病学会編. 糖尿病治療ガイド 2016-2017. 東京: 文光堂; 2014）

- グリコアルブミン（glycoalubumin: GA）は，血清アルブミンの糖化産物であり，総アルブミンに占める比率であるため血清総蛋白濃度の影響は少ない．アルブミンの代謝半減期が約17日であることから，GAは過去2〜4週間の血糖コントロール状態を反映する（基準値：11〜16％）．
- 腎機能検査では，s-Crもしくは，血清シスタチンCを測定し，その値から推算糸球体濾過量（eGFR）を計算する方法が一般的である．

C. 画像診断

- 糖尿病腎症では，侵襲性の低い超音波検査や単純X線検査が第1選択である．
- 造影剤を用いた画像診断を行ったのちに急性腎障害（acute kidney disease: AKI）を呈する頻度が高いため注意を要する．特に，繰り返し造影剤を用いた画像診断を行った場合には，その頻度は増加する．
- 本症では，糸球体腎炎や高血圧性腎硬化症とは違い，腎不全の末期（ESKD）まで腎萎縮が起こりにくい．そのため，ESKDに進行してもネフローゼ症候群レベルの蛋白尿が持続することが多い．

D. 新規バイオマーカー

- 糖尿病腎症の新しいマーカーとして，尿中 MCP-1・IL-8・MMP-9・Mindin（Spondin 2）・IV型コラーゲンなどがある．
- 尿中IV型コラーゲンは，糖尿病腎症の早期診断基準の参考事項に入っている（7〜8μg/gCr以上）．
- 血清TNFα受容体レセプター1・2（R1・2）の測定は，予後を占う良いマーカーとして注目されている（J Am Soc Nephrol. 2012; 23: 516-24, J Am Soc Nephrol. 2012; 23: 507-15）．

❸ 確定診断：糖尿病腎症（diabetic nephropathy，びまん性）

- 糖尿病で蛋白尿が認められた場合，それが糖尿病腎症によるものか否かを確定診断するためには，腎生検での病理組織診断が必要である．特に，高血圧などによる糸球体硬化症との鑑別が必要な場合には，腎生検

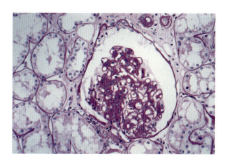

図4-13 糖尿病腎症（PAS染色）：びまん性病変

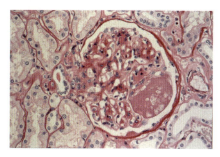

図4-14 糖尿病腎症（PAS染色）：滲出性病変

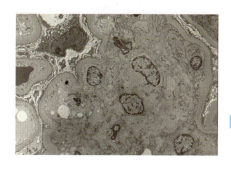

図4-15 糖尿病腎症（電顕像）：糸球体メサンギウム領域の拡大と基底膜の肥厚

を行うべきである．

- 特徴的な病理組織学的所見は，糸球体基底膜（GBM）の肥厚，メサンギウム領域（基質）の拡大である．
- 主な糸球体病変として，①びまん性病変 図4-13 ，②滲出性病変 図4-14 ，③結節性病変（Kimmelstiel-Wilson結節） 図4-16 があるが，①が最も多く，③が最も特異的所見である．本症例もびまん性病変であった 図4-13 ．
- 糸球体上皮（足）細胞（ポドサイト）の脱落・喪失（podocytopenia）や尿細管基底膜の肥厚，血管極（糸球体外）の細血管新生が認められる．
- 電子顕微鏡による観察でもGBMの肥厚やメサンギウム領域（基質）の拡大がみられる．こうした変化は，正常アルブミン尿や微量アルブミン尿の時期にも認められる 図4-15 ．
- 蛍光抗体法では，糸球体毛細血管壁に沿ってIgG, IgA, アルブミンなどの血漿蛋白成分の線状染色が認められる 図4-16 ．また，終末糖化産

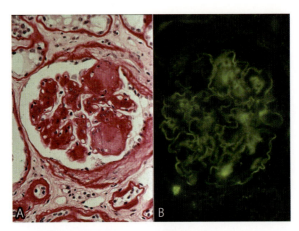

図 4-16 糖尿病腎症：結節性病変
A：PAS 染色：結節性病変
B：IgG 染色像（蛍光抗体法）：糸球体毛細血管壁への IgG の線状染色

物（advanced glycosylated end-products；AGE）やTGFβなどの細胞外基質成分（extracellular matrix components：ECM）が糸球体内に蓄積している像も確認される．

❹ 今後定期的に行うべき検査

基本的には，前項の IgA 腎症やループス腎炎と大きな差はない．

A. 尿検査

- 尿定性試験，尿中蛋白・クレアチニン定量 g/gCr（蛋白/クレアチニン比）：来院時に早朝尿・随時尿を用いて行う．可能であれば 24 時間蓄尿による 1 日尿蛋白排泄量の測定を行う．

B. 血圧測定

- 家庭血圧（毎日朝夕 2 回測定）を参考にする．

C. 腎機能と疾患活動性の評価

- s-Cr，eGFRcr などの血液生化学検査を定期的に行う．

- 体格などによっては，eGFRcys を求める．

❺ 治療

- 糖尿病腎症の治療の 3 本柱は，血糖管理，血圧管理，食事療法（蛋白制限食）である．
- 治療にあたっては，病期に応じた治療法を選択することが重要であり，生活指導はその基本である．

A. 生活指導

1）肥満の改善

血圧・血糖・脂質異常の改善（是正）は，糖尿病腎症の発症・進展抑制につながると考えられる．

- 標準体重（ideal body weight）＝（身長 m）^{2}×22
- 体格指数（body mass index）＝体重÷（身長 m）^{2}

BMI の上昇に伴い ESKD に至るリスクが上がることが知られている．メタ解析では，約 4kg の減量で収縮期血圧が 4.5mmHg，拡張期血圧が 3.2mmHg 低下するとされている（日本高血圧学会高血圧ガイドライン作成委員会. 高血圧治療ガイドライン 2014. 東京：ライフサイエンス出版; 2014）．

2）睡眠時間

わが国の大規模コホート研究（Fukuoka Diabetes Registry：FDR）では，短時間睡眠（5.5 時間未満）は有意に肥満・メタボリックシンドロームになる頻度が高く，HbA1c が有意に上昇することが示されている（Diabetes Care. 2013; 36: 611-7）．さらに，4.5 時間未満の睡眠時間では尿中アルブミン排泄量が有意に増加するとされている（PLoS One. 2013; 8: e78968）．

3）喫煙

肺癌や喉頭癌，食道癌のリスクを高めるのみならず，CKD の発症・進行のリスクになると言われている．現在，喫煙（current smoking）は，アルブミン尿の増加・GFR の低下と正の相関を示すとの検討結果もある．また，喫煙による血圧の上昇が認められている．

4）飲酒

多量の飲酒は，アルコール性肝炎や肝硬変のリスクを高めるのみならず，蛋白尿を増加させるとの報告がみられる．糖尿病患者では，飲酒は食事療法をさまたげ血糖のコントロールを悪化させることがあるため，少量の飲酒（エタノール20g/日未満）にとどめるべきである．

5）運動

運動がCKDに与える影響について明らかなエビデンスがないのが現状である．一般に，運動は2型糖尿病患者の肥満やインスリン抵抗性，高血圧，脂質異常，血糖を改善すると言われている．特に，肥満患者では有効である．しかし，腎症などの合併症のある患者では運動の種類・強度・量に十分注意する必要がある．

B. 診療回数

1）腎機能（eGFR）50mL/1.73m^2 以上
6ヵ月ごと

2）eGFR 30〜49mL/1.73m^2
3〜6ヵ月ごと

3）eGFR 15〜29mL/1.73m^2
1〜3ヵ月ごと（腎臓専門医での診療が主体である）

4）eGFR 15mL/1.73m^2 未満
原則として腎臓専門医での診療が主体である（糖尿病性腎症をどう治療する？ 東京: 日本医事新報社; 2016. p.32-8.）

C. 食事指導

- 血糖管理はすべての糖尿病合併症治療の基本であり，厳格なコントロールは腎症の発症および第2期から第3期への進行を阻止することが示されている．
- 入院中や専門医受診中に食事栄養指導が繰り返しなされるが，その食事療法を継続することである．
- 腎症への進展を抑制するためには，HbA1c 6.9％未満（国際標準値，NGSP）が目標値として設定されている．

表 4-10　糖尿病性腎症の病期と食事療法

病期	食事				治療，食事，生活のポイント
	総エネルギー(kcal/kg/日)	蛋白質(g/kg/日)	食塩相当量(g/日)	カリウム(g/日)	
第1期(腎症前期)	25〜30	1.0〜1.2	高血圧があれば6g未満	制限せず	・糖尿病食を基本とし，血糖コントロールに努める ・降圧治療 ・脂質管理 ・禁煙
第2期(早期腎症期)	25〜30	1.0〜1.2 *1	高血圧があれば6g未満	制限せず	・糖尿病食を基本とし，血糖コントロールに努める ・降圧治療 ・脂質管理 ・禁煙 ・蛋白質の過剰摂取は好ましくない
第3期(顕性腎症期)	25〜30 *2	0.8〜1.0 *2	6g未満	制限せず(高K血症があれば<2.0)	・適切な血糖コントロール ・降圧治療 ・脂質管理 ・禁煙 ・蛋白質制限食
第4期(腎不全期)	25〜35	0.6〜0.8	6g未満	<1.5	・適切な血糖コントロール ・降圧治療 ・脂質管理 ・禁煙 ・低蛋白食 ・貧血治療

(次頁へつづく)

- 食事療法の基本は，適正なエネルギー・蛋白質・塩分（食塩）を摂取することである．
- 低蛋白食（標準体重と労働の強度による摂取するカロリーの決定：表 4-10：糖尿病腎症の第 1 期（腎症前期）・第 2 期（早期腎症期）

表4-10 つづき

病期	食事				治療，食事，生活のポイント
	総エネルギー (kcal/kg/日)	蛋白質 (g/kg/日)	食塩相当量 (g/日)	カリウム (g/日)	
第5期（透析療法期）	血液透析 (HD)*3: 30〜35	0.9〜1.2	6g未満	<2.0	・適切な血糖コントロール ・降圧治療 ・脂質管理 ・禁煙 ・透析療法または腎移植 ・水分制限（血液透析患者の場合，最大透析間隔日の体重増加を6%未満とする）
	腹膜透析 (PD): 30〜35	0.9〜1.2	PD除水量（L）×7.5＋尿量（L）×5（g）	原則制限せず	

*1: 一般的な糖尿病の食事基準に従う
*2: GFR<45mL/分/1.73m^2 では第4期の食事内容への変更も考慮する
*3: 血糖および体重コントロールを目的として，25〜30kcal/kg/日までの制限も考慮する

〔日本糖尿病学会糖尿病性腎症合同委員会. 糖尿病性腎症病期分類2014の策定（糖尿病性腎症病期分類改訂）について. 糖尿病. 2014; 57: 529-34に基づいて作成〕

では，エネルギー摂取に配慮しながら，腎障害の程度と高血圧の合併，浮腫の有無を基準に，蛋白質制限や食塩摂取量を決定する．第3期（顕性腎症期）および第4期（腎不全期）では，低蛋白食の有用性が報告されている．顕性腎症期の1日摂取蛋白量は，0.8〜1.0g/kg標準体重程度の制限と食塩相当量7〜8g/日が妥当であるとされている．

- 食事療法は，高血圧や浮腫の改善を促し，腎症の進展が穏やかになるのみならず，降圧薬がより効果的となると言われている．
- どの病期であっても血糖値を上昇させやすい単糖類（グルコース，ガラクトース，マンノース，フルクトース）・二糖類（マルトース：グルクトース＋グルクトース，スクロース：グルクトース＋フルクトース，ラクトース：グルクトース＋ガラクトース）の摂取を控えることが大切である．

- アルカリ性食品（野菜，豆類，果物など）が少なく酸性食品を多く含んだ食事（肉類，魚類，卵など）を摂ると代謝性アシドーシスとなり，糖代謝異常につながるという報告が認められる．
- 中年以後の肥満を伴う糖尿病では，食事療法と運動療法を併用する．

D. 薬物療法

●血糖管理

- 食事療法・運動療法で血糖管理ができない場合には，薬物療法を検討する．
- 最近，新規インスリン製剤の開発・進歩が進んでいるがさまざまな経口血糖降下薬の使用が可能となっている 図 4-17 ．
- 新規経口血糖降下薬は，インスリン注射を敬遠する 2 型糖尿病患者では，福音である．
- 経口血糖降下薬を用いる適応は，① 2 型糖尿病で食事療法後も空腹時血糖（FPG）が 140mg/dL 以上，250mg/dL 以下でケトーシスのない患者，②重篤な肝・腎機能障害を合併していない患者，③経口血糖降下薬投与

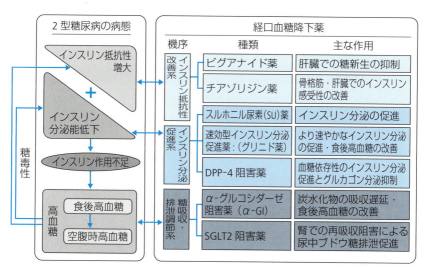

図 4-17　2 型糖尿病の病態に合わせた経口血糖降下薬

（日本糖尿病学会編. 糖尿病治療ガイド 2016-2017. 東京: 文光堂; 2016）

	SGLT1	SGLT2
発現部位	主に小腸に発現．一部腎臓，心臓に発現	ほぼ腎臓に特異的に発現
腎臓内の発現部位	近位尿細管（S3）	近位尿細管（S1）
グルコース親和性	高（K_m＝0.4mM）	低（K_m＝2mM）
グルコース輸送能	低	高
腎臓におけるグルコース再吸収率	〜10％	〜90％

図 4-18 腎近位尿細管における SGLT1・SGLT2 によるグルコース再吸収の比較
(Chao EC, et al. Nat Rev Drug Discov. 2010; 9: 551-9. Lee YJ, et al. Kidney Int. 2007; 72: S27-S35. Abdul-Ghani MA, et al. Endocr Pract. 2008; 14: 782-90)

後1ヵ月以内にその効果が認められた患者であるとされている．
- 消化管ホルモンである glucagon-like peptide-1（GLP-1）（インクレチンの一つ）の全身に及ぼす効果が報告されている．GLP-1 は，膵 β 細胞に働いてインスリンの分泌を促進するとともに，α 細胞に働いてグルカゴンの分泌を抑制するとされている．これによって，筋肉のインスリン感受性が亢進し，肝臓での糖産生は抑えられる．最近，SGLT2 阻害薬も上市されている 図 4-18（後述 p.74）．

しかし，GLP-1 は DPP-4（ジペプチジルペプチダーゼ 4）という酵素によって分解される．そこで，DPP-4 阻害薬が上市され，現在大変多くの患者に用いられている．

▶処方例

1）選択的 DPP-4 阻害薬

● スイニー®（アナグリプチン）

①作用機序

　グルカゴン酸ペプチド（GLP-1）は，インスリン分泌促進作用およびグルカゴン分泌抑制作用を有し，糖代謝において重要な役割を果たしている．スイニー®は，DPP-4 の競合的かつ可逆的な阻害薬である．インクレチンである GLP-1 およびグルコース依存性インスリン分泌刺激ポリペプチド（GIP）は，グルコース依存的なインスリン分泌促進等を有するが，DPP-4 により分解されて活性を失う．スイニー®は，DPP-4 の阻害によって内因性インクレチンの分解を抑制し，その作用を高めることで血糖コントロールを改善する．

②効能・効果

　2 型糖尿病（ただし，食事療法・運動療法のみ，あるいは食事療法・運動療法に加えてα-グルコシダーゼ阻害薬，ビグアナイド系薬剤，スルホニルウレア剤，チアゾリジン系薬剤のいずれかを使用しても効果が得られない場合に限る）

③用法・用量

　成人では，1 回 100mg を 1 日 2 回，朝夕に経口投与する．なお，効果不十分な場合には，経過を十分に観察しながら 1 回量を 200mg まで増量することができる．

④重大な副作用

　低血糖症，腸閉塞

⑤禁忌

　過敏症，重症ケトーシス，糖尿病性昏睡または前昏睡，1 型糖尿病，重症感染症，手術前後，重篤な外傷

● トラゼンタ®（リナグリプチン：胆汁排泄型選択的 DPP4 阻害薬―2 型糖尿病治療薬―）

①作用機序

　DPP-4 のペプチダーゼ活性を阻害することにより，これらの内因性インクレチンレベルの上昇によりインスリン分泌が上昇し，グルカゴン放出が

抑制される．GLP-1 と GIP（glucose-dependent insulinotropic peptide）はいずれも，強力なグルコース依存性インスリン分泌刺激作用を発揮し，この作用により食後の血糖コントロールを改善する．トラゼンタ®は，<u>胆汁排泄型であり，糖尿病腎症患者には用いやすい</u>．

②効能・効果

2 型糖尿病（ただし，食事療法・運動療法のみで十分な効果が得られない場合に限る）

③用法 / 用量

通常，成人には 5mg を 1 日 1 回経口投与する．

④重大な副作用

低血糖症，腸閉塞

⑤禁忌

過敏症，糖尿病性ケトアシドーシス，糖尿病性昏睡，1 型糖尿病，重症感染症，手術前後，重篤な外傷など

2）食後過血糖改善薬

● グルコバイ®（アカルボース錠）

①作用機序

グルコバイ®は，小腸粘膜絨毛膜に存在するグルコアミラーゼ，スクラーゼ，マルターゼを用量依存的に阻害するほか，膵液および唾液のα-アミラーゼを阻害し，食後の血糖上昇を抑制する．

②効能・効果

糖尿病の食後過血糖の改善（ただし，食事療法・運動療法によっても十分な血糖コントロールが得られない場合，または食事療法・運動療法に加えて経口血糖降下薬もしくはインスリン製剤を使用している患者で十分な血糖コントロールが得られない場合に限る）．

③用法 / 用量

成人では，通常 1 回 100mg を 1 日 3 回，食直前に経口投与する．ただし，1 回 50mg より投与を開始し，忍容性を確認したうえ 1 回 100mg へ増量することもできる．なお，年齢，症状に応じて適宜増減する．

④重大な副作用

低血糖症，腸閉塞

⑤禁忌

重症ケトーシス，糖尿病性昏睡，重症感染症，手術前後，重篤な外傷，過敏症，妊婦または妊娠している可能性のある婦人

- ベイスン®（ボグリボース錠）

①作用機序

ベイスン®は，腸管において二糖類から単糖への分解を担う二糖類水解酵素（α-グルコシダーゼ）を阻害し，糖質の消化・吸収を遅延させることにより食後の過血糖を改善する．

②効能・効果

糖尿病の食後過血糖の改善（ただし，食事療法・運動療法を行っている患者で十分な効果が得られない場合，または食事療法・運動療法に加えて経口血糖降下薬もしくはインスリン製剤を使用している患者で十分な効果が得られない場合に限る）．耐糖能異常における2型糖尿病の発症抑制（ただし，食事療法・運動療法を十分に行っても改善されない場合に限る）．

③用法/用量

- 糖尿病の食後過血糖改善：成人では，通常1回0.2mgを1日3回毎食直前に経口投与する．なお，効果不十分な場合には，経過を十分に観察しながら1回量を0.3mgまで増量することができる．
- 耐糖能異常における2型糖尿病の発症抑制（0.2mg錠，0.2mgOD錠のみ）：通常，成人には1回0.2mgを1日3回毎食直前に経口投与する．

④重大な副作用

低血糖症，腸閉塞

⑤禁忌

重症ケトーシス，糖尿病性昏睡，重症感染症，手術前後，重篤な外傷，過敏症など

3）ビグアナイド系経口血糖降下薬

- メトグルコ®（メトホルミン錠）

①作用機序

メトグルコ®は，主に肝臓における糖新生を抑制し，膵β細胞のインスリン分泌を介することなく血糖降下作用を示す．また，末梢組織における

糖取り込みの促進,小腸における糖吸収の抑制なども認められている.
②効能・効果

2型糖尿病(ただし,食事療法・運動療法のみ,食事療法・運動療法に加えてスルホニルウレア剤を使用している場合に限る).

③用法・用量

通常,成人には1日500mgより開始し,1日2~3回に分割して食直前または食後に経口投与する.維持量は効果を観察しながら決めるが,通常1日750~1,500mgとする.なお,患者の状態により適宜増減するが,1日最高投与量は2,250mgまでとする.

④重大な副作用

<u>乳酸アシドーシス</u>,低血糖症,肝機能障害,横紋筋融解症など

⑤禁忌

乳酸アシドーシス,重症ケトーシス,糖尿病性昏睡,1型糖尿病,重症感染症,手術前後,飢餓状態,脳下垂体機能不全または副腎機能不全,妊婦または妊娠している可能性のある婦人,過敏症など

4) 速効型インスリン分泌促進薬

● **ファスティック®(ナテグリド錠)**

①作用機序

ファスティック®は膵β細胞を刺激し,インスリンの分泌を促進する.

②効能・効果

2型糖尿病における食後血糖推移の改善(ただし,食事療法・運動療法のみ,食事療法・運動療法に加えてα-グルコシダーゼ阻害薬,ビグアナイド系薬剤,チアゾリジン系薬剤のいずれかによる治療で十分な効果が得られない場合に限る).

③用法・用量

通常,成人には1日90mgを1日3回食直前に経口投与する.なお,効果不十分な場合には,経過を十分に観察しながら1回量を120mgまで増量することができる.

④重大な副作用

低血糖症,肝機能障害,心筋梗塞,突然死,横紋筋融解症など

⑤禁忌

　重症ケトーシス，糖尿病性昏睡，1型糖尿病，透析を必要とする重篤な腎機能障害，重症感染症，手術前後，重篤な外傷，過敏症，妊婦または妊娠している可能性のある婦人など

5）スルホニルウレア系経口血糖降下薬

● グリミクロン®（グリクラジド錠）

①作用機序

　グリミクロン®は，インスリンの分泌を促進することにより血糖降下作用を現わす．

②効能・効果

　インスリン非依存型糖尿病（2型糖尿病）（ただし，食事療法・運動療法のみで十分な効果が得られない場合に限る）．

③用法・用量

　通常成人では1日40mgより開始し，1日1～2回（朝または朝夕）食前または食後に経口投与する．維持量は通常1日40～120mgであるが，160mgを超えないものとする．

④重大な副作用

　低血糖，無顆粒球症，肝機能障害など

⑤禁忌

　重症ケトーシス，糖尿病性昏睡，インスリン依存型（1型）糖尿病，重症感染症，手術前後，重篤な肝・腎機能障害，重篤な外傷，下痢・嘔吐などの胃腸障害，過敏症，妊婦または妊娠している可能性のある婦人など

● アマリール®（グリメピリド錠）

①作用機序

　アマリール®は主に膵β細胞の刺激による内因性インスリン分泌の促進（膵作用）により，血糖降下作用を発現するものと考えられる．

②効能・効果

　2型糖尿病（ただし，食事療法・運動療法のみで十分な効果が得られない場合に限る）．

③用法・用量

　通常成人では1日0.5～1mgより開始し，1日1～2回朝または朝夕，食

直前または食後に経口投与する．維持量は，通常1日1〜4mgであるが，1日最大6mgまでとする．

④重大な副作用

　重篤かつ遷延性の低血糖

⑤禁忌

　重症ケトーシス，糖尿病性昏睡，インスリン依存型（1型）糖尿病（若年型糖尿病，ブリットル型糖尿病など），重篤な肝・腎機能障害，重症感染症，手術前後，重篤な外傷，胃腸障害，妊婦または妊娠している可能性のある婦人，過敏症など

6）チアゾリン誘導体

- **アクトス®（ピオグリタゾン塩酸塩錠：インスリン抵抗性改善薬）**

①作用機序

　アクトス®は主に脂肪細胞に作用し，脂肪細胞の質の改善によりインスリン抵抗性を惹起する物質（FFA，TNF-α，レジスチン）の分泌を低下させる．インスリン抵抗性を改善し血糖降下作用を発揮する．インスリン分泌促進作用はないため，単独投与では低血糖の危険は少ない．

②効能・効果

　2型糖尿病（ただし，食事療法・運動療法のみ，食事療法・運動療法に加えてスルホニルウレア剤，α-グルコシダーゼ阻害薬，ビグアナイド系薬剤，インスリン製剤のいずれかを使用する治療で十分な効果が得られず，インスリン抵抗性が推定される場合に限る）．

③用法・用量

- 食事療法・運動療法のみの場合および食事療法・運動療法に加えてスルホニルウレア剤またはα-グルコシダーゼ阻害薬もしくはビグアナイド系薬剤を使用する場合：通常，成人には1日15〜30mgを1日1回朝食直前または朝食後に経口投与する．なお，性別，年齢，症状により適宜増減するが，45mgを上限とする．
- 食事療法・運動療法に加えてインスリン製剤を使用する場合：通常，成人には15mgを1日1回朝食直前または朝食後に経口投与する．なお，性別，年齢，症状により適宜増減するが，30mgを上限とする．

④重大な副作用

心不全の増悪・発症，浮腫，肝機能障害，低血糖症状，横紋筋融解症，間質性肺炎，胃潰瘍の再発など

⑤禁忌

心不全，重症ケトーシス，糖尿病性昏睡，1型糖尿病，重篤な肝機能障害，重症感染症，手術前後，重篤な外傷，過敏症，妊婦または妊娠している可能性のある婦人など

7) インスリン

- **ヒューマログ® ［インスリンリスプロ（遺伝子組換え）注射薬：超速効型］**

①作用機序

ヒューマログ®は製剤中では六量体として存在するが，皮下注射後速やかに単量体へと解離するため，皮下から血中への移行が速い．インスリン製剤の主な薬理作用は，グルコース代謝調節である．また，インスリン製剤は生体内組織での蛋白同化作用と抗異化作用を示す．筋肉と脳以外の臓器において，インスリン製剤は速やかなグルコース / アミノ酸細胞内輸送を引き起こし，同化作用を促進し，蛋白異化作用を阻害する．また，グルコース取り込みとグリコーゲン貯蔵を促進し，糖新生を阻害し，過剰なグルコースの脂肪への返還を促進する．

②効能・効果

インスリン療法が適応となる糖尿病（診断が確定した患者のみとする）

③用法 / 用量

通常，成人では1回2〜20単位を毎食直前（15分以内）に皮下注射するが，持続型インスリン製剤を併用したり，ときに投与回数を増やす．投与量は，症状および検査所見に応じて増減するが，持続型インスリン製剤の投与量を含めた維持量としては通常1日4〜100単位である．必要に応じて持続皮下注入ポンプを用いて投与する．

④重大な副作用

低血糖，アナフィラキシー，ショック，血管性浮腫など

⑤禁忌

低血糖症状，過敏症

●血圧管理
- 血圧の管理は，第1期（腎症前期）から第5期（透析療法期）まで全ての糖尿病腎症治療に重要である．
- 第2期（早期腎症期）に対する降圧薬の使用は，糸球体高血圧の是正の目的で行われる．
- 高血圧症を伴う場合は，降圧薬の種類を問わず，全身血圧を低下させることにより，糸球体高血圧を是正させうる可能性がある．
- 高血圧症を伴わない場合には，糸球体輸出細動脈を主に拡張すると考えられるACE阻害薬やARBが，糸球体高血圧の是正と蛋白尿の改善に優れているとされている．しかし，わが国では保険適応の問題があり，使用できる降圧薬は大変少ない．
- 第3期（顕性腎症期）には，高血圧を呈する患者が多いため，血圧管理が大変重要な治療法である．
- 腎不全期では，種々の異常に対し進行性慢性腎不全の治療に準ずる．

▶処方例

1）アンジオテンシン変換酵素（ACE）阻害薬
- タナトリル®（イミダプリル塩酸塩錠：アンジオテンシン変換選択的阻害薬）

①作用機序

タナトリル®は経口投与後，加水分解により活性代謝物であるジアシド体（イミダプリラート）に変換される．イミダプリラートが血中・組織中のアンジオテンシン変換酵素（ACE）活性を阻害し，昇圧物質であるアンジオテンシンⅡの生成を抑制する．タナトリル®は，アンジオテンシン変換酵素阻害作用と降圧作用を有する．

②効能・効果

高血圧症・腎実質性高血圧症，1型糖尿病に伴う糖尿病腎症

③用法／用量
- 高血圧症・腎実質性高血圧症：通常，成人には5〜10mgを1日1回経口投与する．なお，年齢，症状により適宜増減する．ただし，重症高血圧症，腎障害を伴う高血圧症または腎実質性高血圧症の患者では，2.5mgから投与を開始することが望ましい．

- 1型糖尿病に伴う糖尿病腎症

　通常，成人には5mgを1日1回経口投与する．ただし，重篤な腎障害を伴う患者では2.5mgからの投与開始が望ましい．

④重大な副作用

　血管性浮腫，血小板減少，急性腎不全，腎機能障害の増悪，高K血症，紅皮症（剥脱性皮膚炎），皮膚粘膜眼症候群など

⑤禁忌

　過敏症，血管性浮腫の既往患者，デキストラン硫酸固定化セルロース，トリプトファン固定化ポリビニルアルコールまたはポリエチレンテレフタレートを用いた吸着器によるアフェレーシスを施行中の患者，アクリロニトリルスルホン膜（AN69）を用いた血液透析施行中の患者，妊婦または妊娠している可能性のある婦人

2）アンジオテンシンⅡAT1受容体阻害薬（ARB）

- ディオバン®（バルサルタン：選択的AT1受容体ブロッカー）

①作用機序

　ディオバン®はアンジオテンシンⅡ受容体（AT1）に特異的に結合し，アンジオテンシンⅡの生理作用である血管収縮作用や体液貯留作用，交感神経亢進作用を抑制する．動脈硬化，心肥大，血管障害に対する予防効果も期待される．ディオバン®は，AT1受容体に対し選択性が高い．

②効能・効果

　高血圧症

③用法/用量

　通常，成人には40〜80mgを1日1回経口投与する．なお，年齢，症状により適宜増減するが，1日160mgまで増量できる．ただし，1日最高用量は，体重35kg未満の場合40mgまでとする．

④重大な副作用

　血管性浮腫，肝炎，腎不全，ショック，意識消失，無顆粒球症，白血球減少，血小板減少，間質性肺炎，低血糖，横紋筋融解症など

⑤禁忌

　過敏症，妊婦または妊娠している可能性のある婦人

- **ミカルディス®（テルミサルタン：胆汁型排泄性持続性 AT1 受容体ブロッカー）**

①作用機序

　ミカルディス®は主に血管平滑筋のアンジオテンシンⅡ受容体（AT1）において，生理的昇圧物質であるアンジオテンシンⅡ（A-II）と特異的に拮抗し，その血管収縮作用を抑制することにより降圧作用を発揮する．本剤の AT1 受容体親和性は高い．また，ブラジキニン分解酵素である ACE（キニナーゼⅡ）に対しては直接影響を及ぼさない．ミカルディス®は，胆汁排泄型であり糖尿病腎症患者に用いやすい．

②効能・効果

　高血圧症

③用法/用量

　通常，成人には 40mg を 1 日 1 回経口投与する．ただし，1 日 20mg から投与を開始し漸次増量する．なお，年齢・症状により適宜増減するが，1 日最大投与量は 80mg とする．

④重大な副作用

　血管性浮腫，高 K 血症，腎機能障害，ショック，意識消失，肝機能障害，低血糖，アナフィラキシー，間質性肺炎，横紋筋融解症など

⑤禁忌

　過敏症，妊婦または妊娠している可能性のある婦人，胆汁の分泌がきわめて悪い患者または重篤な肝障害患者

3）直接的レニン阻害薬（direct renin inhibitor：DRI）

- **ラジレス®（アリスキレンフマル酸塩錠）**

①作用機序

　ラジレス®は直接的レニン阻害薬であり，レニン-アンジオテンシン系（RAS）サイクルの起点となるレニンを強力かつ選択的に阻害することにより，アンジオテンシノーゲンからアンジオテンシンⅠへの変換を遮断し，血漿レニン活性（PRA），アンジオテンシンⅠおよびアンジオテンシンⅡの濃度を低下させ，持続的な降圧効果を発揮する．ヒトレニン選択的阻害作用と降圧作用をもつ．

②効能・効果

　高血圧症

③用法/用量

　通常，成人には150mgを1日1回経口投与する．なお，効果不十分な場合は，300mgまで増量することができる．

④重大な副作用

　血管性浮腫，アナフィラキシー，高K血症など

⑤禁忌

　過敏症，妊婦または妊娠している可能性のある婦人，イトラコナゾール，シクロスポリンを服用中の患者，ACE阻害薬または，ARBを投与中の糖尿病患者（ただし，ACE阻害薬またはARBを含む他の降圧治療を行ってもなお血圧コントロールが著しく不良の患者を除く）

⑥ どういう状態になったら腎臓専門医へ逆紹介するのか？

- 定期的な尿検査（蛋白尿）と腎機能検査（eGFR）を行ってきても，①急激な腎機能の低下，②尿蛋白量の増加（ネフローゼ症候群レベル），③浮腫，④心不全がみられた場合には，速やかに腎臓専門医へ逆紹介すべきである．

附則

●腎性糖尿（glucosuria）

- 腎性糖尿は，血糖値が正常であるにもかかわらず，尿中に病的な尿糖排泄（500mg/日/1.73m² 以上）が認められる尿細管異常を言う．

- **Mable の定義**（Non-diabetic mellitus. In Joslin EP, ed. Treatment of Diabetes Mellitus. Philadelphia: Lea & Febiger; 1959. p.717-38）

①高血糖を伴わない尿糖で，排泄量は10〜100g/日と広範にわたるが，妊娠中に増加することを除けば，個々の症例の排泄量はほぼ安定している．

②尿糖の程度は食事摂取にほとんど無関係であるが，糖質摂取量によっては多少変動する．一般的に一晩絶食後を含め，すべての尿検査で尿糖を認める．

③尿糖はグルコース（ブドウ糖）に限局され，ガラクトース，果糖，五炭糖，七炭糖，乳糖，ショ糖などの他の糖質は検出されない．

④糖質の貯蔵および利用は正常である．
⑤経口ブドウ糖負荷試験，血中インスリン，遊離脂肪酸，HbA1c は正常である．

● **選択的 SGLT2 阻害薬─2 型糖尿病治療薬─**
- SGLT（sodium glucose cotransporter）は，Na^+ の濃度勾配を駆動力としてグルコースを細胞内へ能動輸送するトランスポーターである．
- ヒトにおけるグルコース吸収は，SGLT1 と SGLT2 が担っている．消化管におけるグルコース吸収は SGLT1 が，腎近位尿細管におけるグルコース再吸収は SGLT2 が，それぞれ主な役割を担っている．
- 選択的 SGLT2 阻害薬は，腎近位尿細管に発現する SGLT2 を阻害し，血液中の過剰なグルコースを体外に排出することで血糖降下作用を発揮する 図 4-17 ，4-18．糖尿病腎症の腎機能低下時での検討が行われている．

● **貧血改善薬**
- 慢性腎臓病（CKD）が進行し，一般に s-Cr が 1.5～2.0mg/dL を超えると貧血が発症し始める．これを腎性貧血（renal anemia）と言い，正球性正色素性貧血を呈することが多い．
- 高齢者や十分な栄養が取れない患者では，鉄欠乏性貧血を呈することもある．
- 貧血は，腎組織での虚血にもつながる．また，Quality of Life（QOL：生活の質）も低下してくる．
- 慢性腎不全保存期（透析導入前）からヒトエリスロポエチン製剤（ESA）や鉄剤を用い，貧血の改善に努める．
- エリスロポエチン製剤（ESA）を初めて投与するときは，血圧が上がったり，血液凝固が亢進することで気分が悪くなることもあるので，注意を要する．

1）ヒトエリスロポエチン製剤
- **ネスプ注射液®（ダルベポエチン　アルファ：持続型赤血球造血刺激因子製剤）**
①作用機序
　ネスプ注射液®は，ヒトエリスロポエチン製剤と同様に赤芽球系前駆細

胞のエリスロポエチン受容体に特異的に作用し，これを分化・増殖させることで赤血球の産生を促進させる．

②効能・効果

　腎性貧血

③用法/用量

- 保存期慢性腎臓病患者，腹膜透析患者：通常，成人には2週に1回30μgを皮下または静脈内投与する．エリスロポエチン製剤からの切替えの際は，2週に1回30～120μgを皮下または静脈内投与開始する．貧血改善効果が得られたら，2週に1回30～120μgを皮下または静脈内投与することができる．貧血改善が維持されている場合には，1回の投与量の2倍量を開始用量として4週に1回60～180μgを皮下または静脈内投与する．なお，いずれの場合も最高投与量は1回180μgとする．
- 血液透析患者：通常，成人には週1回20μgを静脈内投与する．エリスロポエチン製剤からの切替えの際は，週1回15～60μgを静脈内投与する．貧血改善効果が得られたら，通常成人には週1回15～60μgを静脈内投与する．貧血改善が維持されている場合には，1回の投与量の2倍量を開始用量として，2週に1回30～120μgを静脈内投与する．なお，最高投与量は1回180μgとする．

④重大な副作用

　脳梗塞，脳出血，肝機能障害，高血圧性脳症，ショック，アナフィラキシー，赤芽球癆，心筋梗塞など

⑤禁忌

　過敏症

- ミルセラ®〔エポエチン　ベータ　ペゴル　(遺伝子組換え)〕注)

①作用機序

- ミルセラ®はエリスロポエチン受容体への結合を介して骨髄中の赤芽球系造血前駆細胞に作用し，赤血球への分化と増殖を促進する．

②効能・効果

　腎性貧血

③用法/用量

- 保存期慢性腎臓病患者および腹膜透析患者：初回用量は，通常成人に

は，1回25μgを2週に1回皮下または静脈内投与する．維持用量は貧血改善効果が得られたら，通常成人には1回25～250μgを4週に1回皮下または静脈内投与する．なお，いずれの場合も貧血症状の程度，年齢等により適宜増減するが，最高投与量は，1回250μgとする．

- 血液透析患者：初回用量は，通常成人には1回50μgを2週に1回静脈内投与する．維持用量は貧血改善効果が得られたら，通常成人には1回25～250μgを4週に1回静脈内投与する．なお，いずれの場合も貧血症状の程度，年齢等により適宜増減するが，最高投与量は，1回250μgとする．

④重大な副作用

脳出血，心筋梗塞，高血圧性脳症，ショック，アナフィラキシー，赤芽球癆など

⑤禁忌

過敏症

2）鉄剤

- **フェロミア®（クエン酸第一鉄ナトリウム製剤：可溶性の非イオン型鉄剤）**

①作用機序

吸収されたフェロミア®は，血漿中のトランスフェリンと結合し体内を循環する．トランスフェリンに結合した鉄は骨髄で赤芽球にとりこまれ，ヘモグロビン合成に利用される．

②効能・効果

鉄欠乏性貧血

③用法・用量

通常成人は，1日100～200mgを1～2回に分けて食後経口投与する．なお，年齢，症状により適宜増減する．

④重大な副作用

特にない

⑤禁忌

鉄欠乏状態にない患者

●透析療法：透析導入基準

- 腎不全が保存的療法にても尿毒症症状（uremia）が増悪するときには透析療法の適応となる．透析療法の開始基準として1992年厚生省科学研究班などによって，透析導入ガイドラインが出されている 表4-11．現在，新規透析導入ガイドラインの作成が議論されている．
- ESKDに伴う7つの臨床症状（①体液貯留，②体液異常，③消化器症状，④循環器症状，⑤神経症状，⑥血液異常，⑦視力障害），腎機能障害（s-Cr 8.0mg/dL以上）および日常生活能の障害の項目に点数をつけ，そのうち1～3項目の合計点数が60点以上の条件が存在するときには，透析

表4-11 慢性腎不全透析導入基準

I．臨床症状 　1．体液貯留（全身性浮腫，高度の低蛋白血症，肺水腫） 　2．体液異常（管理不能の電解質，酸・塩基平衡異常） 　3．消化器症状（悪心，嘔吐，食欲不振，下痢など） 　4．循環器症状（重篤な高血圧，心不全，心包炎） 　5．神経症状（中枢・末梢神経障害，精神障害） 　6．血液異常（高度の貧血症状，出血傾向） 　7．視力障害（尿毒症性網膜症，糖尿病性網膜症） 　　これら1～7小項目のうち3個以上のものを高度（30点），2個を中等度（20点），1個を軽度（10点）とする．
II．腎機能 　　持続的に血清クレアチニン8.0mg/dL以上（あるいはクレアチニンクリアランス10mL/分以下）の場合を30点，5～8mg/dL未満（または10～20mL/分未満）を20点，3～5mg/dL（または20～30mL/分未満）を10点とする．
III．日常生活障害度 　　尿毒症状のため起床できないものを高度（30点），日常生活が著しく制限されるものを中等度（20点），通勤，通学あるいは家庭内労働が困難となった場合を軽度（10点）とする．

以上のI～III項目の合計点数が60点以上を透析導入とする．
　ただし，年少者（10歳未満），高齢者（65歳以上），全身性血管合併症のあるものについては10点を加算する．
（川口良人，慢性透析療法の透析導入ガイドラインの作成に関する研究．平成3年度厚生科学研究「腎不全医療研究事業」報告書．1992．p.125-32）

療法を導入する．しかしながら，小児，高齢者，糖尿病腎症などの腎不全ではこの条件にこだわらないで，導入が必要となる場合があり，10点を加算する．

● **外科手術**
- 血液透析療法（hemodialysis：HD）を行うためには，腎不全外科としてブラッドアクセス（シャント造設術）が必要なので，腎臓専門医との連携が重要である．
- 腹膜透析（continuous peritoneal dialysis：CAPD）療法の場合には，腹膜カテーテルの腹腔内挿入術が必要である．
- 透析療法の合併症である手根管症候群（carpal tunnel syndrome）には手根管解放術が，二次性副甲状腺機能亢進症には副甲状腺摘除自家移植術またはエタノール局注が，その他骨関節症に対しては整形外科的手術や消化器悪性腫瘍に対する消化器手術が必要となる．
- 冠動脈疾患や閉塞性動脈硬化症などに対しては，心臓血管外科的手術などが行われている．

IV. ネフローゼ症候群

診療情報提供書
2016年　　○月　　×日
医療機関名：新潟県○○クリニック内科
御担当医　：新○○郎先生　御侍史
京南大学病院腎臓内科 医師　　○野○蔵
当院ID：0078x4
患者氏名：○○公男殿
生年月日：19XX年3月X日生（30歳）　男・女
主訴または病名：微小変化型ネフローゼ症候群（minimal change nephrotic syndrome：MCNS）
患者さんの○○公男様（30歳，男性，教員）をご紹介申し上げます．

患者さんは，最近大変忙しく疲れを感じていたそうですが，無理をして仕事を続けていたそうです．約1ヵ月前"感冒"をきっかけに尿が泡立ち，なかなか消えないことに気づきましたが，放置していました．2週間前から下肢の浮腫と体重増加（約6kg/月），全身倦怠感が出現し会社産業医のご紹介で当科に入院となりました．

　入院時には，両眼瞼と下肢の浮腫がみられました．身長172cm，体重75kg（標準体重65.1kg）．尿量の減少や喀痰・腹痛・水様性の下痢などはみられず，血圧も正常範囲でした．尿検査では，蛋白定性試験3（+）・定量5.8g/日でしたが，尿潜血反応陰性で尿沈渣にも赤血球や細胞性円柱はみられませんでした．血清総蛋白量　3.6g/dL（アルブミン1.6g/dL）と低下し，血清総コレステロールは370mg/dLでネフローゼ症候群と診断しました．腎生検では，光顕および蛍光抗体法で有意な病的所見はなく，電顕で糸球体上皮細胞の足突起の喪失を認めたため，微小変化型ネフローゼ症候群（minimal change nephrotic syndrome：MCNS）と診断しました．

　お忙しいところ恐縮ではございますが，患者さんは今後御地へ転勤となりますのでご診療いただきたく，よろしくお願い申し上げます．

現在の処方・栄養指導

・薬物療法

　ソル・メドロール®（メチルプレドニゾロン，静注用）1日1回500mgを5%ブドウ糖100mLに溶解し，1時間で点滴静注にする治療を開始．現在，プレドニン®（プレドニゾロン）1日30mg朝食後，経口投与中．

・栄養指導

　食種：蛋白コントロール食，腎炎・ネフローゼ食．

添付資料

☐ XP　☐ 超音波　☐ CT　☐ 心電図　☐ MRI　☐ 血液・尿検査
☐ Angio　☐ 内視鏡　☐ RI　☑ その他（腎生検写真）

返却　　要・<u>不要</u>

> ※この患者様についてのお問い合わせの際は，当院 ID をお伝え下さい．

1 本症例からみた疾患の理解

- 本症例は，"風邪"をきっかけとして尿の著しい泡立ち，体重増加，浮腫が認められ，尿検査と血液検査で診断基準を満たしたことから，ネフローゼ症候群（nephrotic syndrome）と診断された 表4-12 ．
- 上気道炎（感冒）や過労などを契機としてネフローゼ症候群を呈することが多く，本症例も疲れを感ずるほど多忙で風邪をきっかけとして発症した．

表4-12 ネフローゼ症候群の診断基準

成人の診断基準
1. 蛋白尿：1日 3.5g 以上が持続（随時尿において尿蛋白/尿クレアチニン比が 3.5g/gCr 以上もこれに準じる）
2. 血清総蛋白：6.0g/dL 以下（正常は，6.7〜8.3 くらい） 血清アルブミン：3.0g/dL 以下（正常は，4〜5 くらい）
3. 浮腫
4. 血清コレステロール：250mg/dL 以上（正常は，150〜210 くらい）
上記の1，2はネフローゼ症候群診断の必須条件だが，3，4は必須条件ではない 尿沈渣で多数の卵円形脂肪体，重屈折脂肪体の検出は，診断の参考になる

小児の診断基準
1. 蛋白尿：1日 3.5g 以上または 0.1g/kg/日以上，または早期起床時第1尿で 300mg/dL 以上が持続する
2. 血清総蛋白：学童・幼児 6.0g/dL 以下，乳児 5.5g/dL 以下 血清アルブミン：学童・幼児 3.0g/dL 以下，乳児 2.5g/dL 以下
3. 血清コレステロール：学童 250mg/dL 以上 幼児 220mg/dL 以上 乳児 200mg/dL 以上
4. 浮腫
上記の1，2はネフローゼ症候群診断の必須条件である．3，4は必須条件ではないが，これを認めれば診断はより確実となる 蛋白尿の持続とは3〜5日以上をいう

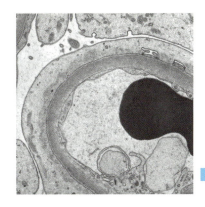

図 4-19 上皮細胞(ポドサイト)足突起の消失(電顕像)

- 本症例の腎生検(renal biopsy)では,光学顕微鏡や蛍光抗体法による腎組織所見に異常はみられなかったが,電子顕微鏡では糸球体上皮細胞足突起の喪失(foot process effacement)を認めたことから,微小変化型ネフローゼ症候群(minimal change nephrotic syndrome:MCNS)と診断された 図 4-19.
- この疾患は一般に,副腎皮質ステロイドに良く反応し予後は良好とされている.しかし,ステロイド薬の使用(特に,減量)を慎重に行わないと,ステロイド抵抗性ネフローゼ症候群に移行することもある.また,難治性ネフローゼ症候群を呈することもある 表 4-13 ,表 4-14 .

表 4-13　ネフローゼ症候群の治療反応による分類

- ステロイド抵抗性ネフローゼ症候群:十分量のステロイドのみで治療して1ヵ月後の判定で完全寛解または不完全寛解Ⅰ型に至らない場合とする.
- 難治性ネフローゼ症候群:ステロイドと免疫抑制薬を含む種々の治療を6ヵ月行っても,完全寛解または不完全寛解Ⅰ型に至らない場合とする.
- ステロイド依存性ネフローゼ症候群:ステロイドを減量または中止後再発を2回以上繰り返すため,ステロイドを中止できない場合とする.
- 頻回再発型ネフローゼ症候群:6ヵ月間に2回以上再発する場合とする.
- 長期治療依存型ネフローゼ症候群:2年間以上継続してステロイド免疫抑制薬等で治療されている場合とする.

(厚生労働省難治性疾患克服研究事業進行性腎障害に関する調査研究班難治性ネフローゼ症候群分科会. ネフローゼ症候群診療指針. 日腎会誌. 2011; 53: 78-122)

表 4-14 ネフローゼ症候群の治療効果判定基準

治療効果の判定は治療開始後 1 ヵ月，6 ヵ月の尿蛋白量定量で行う．

- 完全寛解：尿蛋白＜0.3g/ 日
- 不完全寛解Ⅰ型：0.3g/ 日≦尿蛋白＜1.0g/ 日
- 不完全寛解Ⅱ型：1.0g/ 日≦尿蛋白＜3.5g/ 日
- 無効：尿蛋白≧3.5g/ 日

注：
1) ネフローゼ症候群の診断・治療効果判定は 24 時間蓄尿により判断すべきであるが，蓄尿ができない場合には，随時尿の尿蛋白／尿クレアチニン比（g/gCr）を使用してもよい．
2) 6 ヵ月の時点で完全寛解，不完全寛解Ⅰ型の判定には，原則として臨床症状および血清蛋白の改善を含める．
3) 再発は完全寛解から，尿蛋白 1g/ 日（1g/gCr）以上，または（2＋）以上の尿蛋白が 2〜3 回持続する場合とする．
4) 欧米においては，部分寛解（partial remission）として尿蛋白の 50％以上の減少と定義することもあるが，日本の判定基準には含めない．

（厚生労働省難治性疾患克服研究事業進行性腎障害に関する調査研究班難治性ネフローゼ症候群分科会. ネフローゼ症候群診療指針, 日腎会誌. 2011; 53: 78-122）

- ネフローゼ症候群を呈する原発性（一次性）糸球体腎炎には，巣状糸球体硬化症（focal segmental glomerulosclerosis：FSGS）と膜性腎症（membranous nephropathy：MN），膜性増殖性糸球体腎炎（mesangioproliferative glomerulonephritis：MPGN）がある．それらの鑑別診断には臨床所見・検査所見と腎生検による組織診断が必要である．

❷ 検査とその意義

A. 尿検査

- 高度の蛋白尿では，一度できた尿の泡が消えにくいことが知られている．これは，大量の蛋白により尿の粘稠度が上昇するためである．健康な人でも勢いよく出た尿でも泡立つことはあるが，見ている間に消えてしまう．
- 尿沈渣所見は，原因疾患や重症度を推定する場合の重要な目安となる．

赤血球がみられず，円柱もせいぜい硝子円柱（ガラス円柱ともいわれ，Tamm-Horsfall ムコ蛋白成分のみからなる．この蛋白は，円柱の基質になるものである）程度であれば，MCNS である可能性が高い．

B. 血液検査

- 血清総蛋白 6.0g/dL 以下または血清アルブミン 3.0g/dL 以下が必須項目で，血清コレステロール 250mg/dL 以上も重要な所見である．
- 続発性（二次性）ネフローゼ症候群を鑑別するために，原因疾患に関する検査を行う．例えば，糖尿病腎症では血糖値や HbA1c を，ループス腎炎では末梢血白血球・リンパ球数，抗核抗体，抗 dsDNA 抗体，補体 C3・C4，補体価（CH50）などを検査する．
- 脂質異常症（高脂血症）

C. 画像検査

- 胸部 X 線写真によって胸水の有無を確認する．胸水・腹水の程度を判定するには，超音波（エコー）検査や CT 検査も有用である．

D. 腎生検病理組織

- 原因疾患を確定する必要がある場合には腎生検を行う．ただし，MCNS の可能性が高い場合や症状・検査成績の異常が高度な場合には，腎生検はすぐにはせずに，診断的治療としてまず副腎皮質ステロイドを投与し，その反応性をみることも行っている．
- 光顕・蛍光抗体法での所見には異常はなく，電顕でポドサイト足突起の喪失（foot process effacement）が特徴的所見である 図 4-19 ．
- 研究レベルであるが，尿中のポドサイト数やポドサイト構成分子（ネフリン，ポドシン，α-アクチニン-4）の測定を行っている．

❸ 確定診断：微小変化型ネフローゼ症候群（minimal change nephrotic syndrome：MCNS）

- ネフローゼ症候群では，原因は何であれ糸球体基底膜（GBM）でのアルブミンの透過性亢進が，糸球体上皮（足）細胞（ポドサイト）の末端

におけるスリット膜の機能不全によって起こるとされている．すなわち，正常では足細胞（ポドサイト）から産生されたポドシンやネフリンなどの陰性荷電物質によって形成されるスリット膜が，やはり陰性荷電を有するアルブミンのGBMからの通過を阻止している（荷電障壁：charge barrier）．しかし，ポドサイトに障害が起こると陰性荷電物質が産生されず，スリット膜でのアルブミンの透過が容易となる．

- アルブミンよりも高分子の蛋白は，糸球体毛細血管壁のポア（小孔）よりも大きいため濾過されにくくなっている．これをサイズ障壁（size barrier）とよんでいる．
- 原発性（一次性）ネフローゼ症候群〔微小変化型ネフローゼ症候群（minimal change nephrotic syndrome：MCNS）〕は，原因不明のポドサイト障害によって生ずる．

〈症状・合併症〉
- 微小変化型ネフローゼ症候群（MCNS）の発症は，急激である．
- 顔面浮腫（特に，眼瞼の腫れなど）で発見されることが多いが，浮腫の確認は下腿前脛骨部（むこうずね，弁慶の泣き所）を押すと痕が残る 図4-20．間質における大量の水分貯留は，短期間に体重の著しい増加を招き，浮腫が全身に及ぶと胸水や腹水も出現する．尿中へのNaおよび水の排泄が減少するため,浮腫は増強する．
- 低蛋白（アルブミン）血症による膠質浸透圧の低下で浮腫が生じるとともに，循環血漿量が低下するので低血圧や急性腎障害（AKI）に至るこ

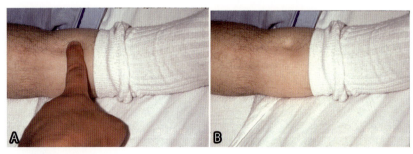

図4-20 浮腫
A：下腿を指で押している像
B：指を離した後の圧痕性浮腫（pittng edema）

とがある.

- 血管内脱水のため血液は過凝固状態となり，動脈・静脈血栓症や脳梗塞，心筋梗塞などを起こすことがある.
- MCNS では副腎皮質ステロイド治療によく反応し，完全寛解となり腎不全になることは少ないと考えられる 表4-14 ．しかし，その約半数は1年以内に再発する危険性が高く巣状分節糸球体硬化症（糸球体が部分的に硬化して潰れる病態：詳細は後述 p.87）に変化して難治性になる危険性もある.
- 小児では MCNS の頻度が成人よりも高いが，再発する割合も高い.
- 続発性（二次性）ネフローゼ症候群を鑑別するため，原因疾患に関する検査を行う.

❹ 今後定期的に行うべき検査

A. 尿検査

- 経過をみるうえで，定期的に尿検査（蛋白定性・定量），尿沈渣検査を行う.
- 尿沈渣所見で赤血球がみられず，円柱もせいぜい硝子円柱（ガラス円柱ともいわれ，蛋白成分のみからなる）程度であれば，MCNS が安定していると思われる.

B. 腎疾患活動性の評価

- 血清総蛋白 6.0g/dL 以下または血清アルブミン 3.0g/dL 以下が必須項目で，血清コレステロール 250mg/dL 以上も重要な所見である.
- 副腎皮質ステロイドの反応性や予後を予測する方法として蛋白選択指数 selectivity index（SI）が有効である．高分子物質の代表として IgG，低分子物質の代表としてトランスフェリン（tf）の血清および尿中の濃度を測定し，それぞれのクリアランス比（CIgG/Ctf）から SI を求める.

  SI＝CIgG/Ctf＝尿 IgG×血清 tf/ 血清 IgG×尿 tf

  SI が 0.25 以上なら選択性が低く予後不良の可能性が高いが，0.10 以下ならば選択性は高く，副腎皮質ステロイドに反応しやすいと考えられる.

❺ 治療

A. 食事療法

- <u>本症例では，エネルギーは標準体重65.1kgから1日2,000kcal（30kcal/kg標準体重）とした．低蛋白血症は高度であったが腎機能は正常範囲内であったことから，蛋白質は1日標準体重1kg当たり1.0gの60gとした</u>．今後の血清総蛋白質量の推移をみながら，低蛋白血症の回復が遅れた場合には，蛋白質量を標準体重1kg当たり1.2gから1.5g位まで増量する．その他のエネルギーは，脂質60g（540kcal）と炭水化物320g（1,280kcal）から摂ることとする．

表 4-15　ステロイドの副作用

・**特に注意すべき副作用（高頻度かつ重症化）**	・脂質異常症
・感染症（全身性および局所）の誘発・増悪	・低K血症
・骨粗鬆症・骨折，幼児・小児の発育抑制，骨頭無菌性壊死	・尿路結石，尿中カルシウム排泄増加
・動脈硬化病変（心筋梗塞，脳梗塞，動脈瘤，血栓症）	・ミオパチー，腱断裂，ムチランス関節症
・副腎不全，ステロイド離脱症候群	・膵炎，肝機能障害
・消化管障害（食道・胃・腸管からの出血，潰瘍，穿孔，閉塞）	・**高頻度の軽症副作用**
・糖尿病の誘発・増悪	・異常脂肪沈着（中心性肥満，満月様顔貌，野牛肩，眼球突出）
・精神神経障害（精神変調，うつ状態，痙攣）	・痤瘡，多毛症，皮膚線条，皮膚萎縮，皮下出血，発汗異常
・**他の注意すべき副作用**	・月経異常（周期異常，無月経，過多・過少月経）
・生ワクチン*による発症	・食欲亢進，体重増加，種々の消化器症状
・不活化ワクチンの効果減弱	・白血球増加
・白内障，緑内障，視力障害，失明	・**まれな報告例・因果関係不詳の副作用**
・中心性漿液性網脈絡膜症，多発性後極部網膜色素上皮症	・アナフィラキシー様反応，過敏症
・高血圧，浮腫，うっ血性心不全，不整脈，循環性虚脱	・カポジ肉腫
	・気管支喘息，喘息発作
	・ショック，心破裂，心停止
	・頭蓋内圧亢進，硬膜外脂肪腫

*麻疹・風疹・流行性耳下腺炎・水痘・ロタウイルス・BCG

（浦部晶夫, 他. 今日の治療薬 2016. 東京: 南江堂; 2016）

- 血圧は正常であったが，血圧の上昇を防ぐ意味から食塩は 6g 未満とする．

B. 薬物療法

- 微小変化型ネフローゼ症候群（MCNS）の確定診断は腎生検の組織所見による．しかし，全ての患者に腎生検がなされることは不可能なので，十分な鑑別後に副腎皮質ステロイド（プレドニゾロン，PSL）の投与（15〜30mg/日）を試み，その反応をみることがある．その後，臨床症状・検査所見が落ちついた時点で腎生検を行い確定診断することも多い．
- ネフローゼ症候群では副腎皮質ステロイドがよく用いられるが，表 4-15 に示すような副作用もあり注意が必要である．
- 難治性ネフローゼ症候群では，副腎皮質ステロイドパルス療法や免疫抑制薬，RA 系阻害薬，抗血小板薬を併用することがある．
- 基本的には，前述の糸球体腎炎の薬物療法に類似している．

⑥ どういう状態になったら腎臓専門医へ逆紹介するのか？

- 定期的な尿検査（蛋白尿）と腎機能検査（eGFR）を行っても，①蛋白尿の再発・増加（ネフローゼ症候群レベルの尿蛋白量，浮腫，うっ血性心不全），②急激な腎機能の低下がみられた場合には，速やかに腎臓専門医へ逆紹介すべきである．

附則：鑑別診断

●巣状分節性糸球体硬化症（focal segmental glomerulosclerosis：FSGS，focal glomerular sclerosis：FGS）

1）病態・分類

- FSGS は，病態や疾患概念を包括する臨床病理学的概念であり，原因が明らかでない原発性（一次性）と明らかな続発性（二次性）に分けられる．
- わが国での発症頻度は比較的低く，日本腎生検レジストリー（J-RBR）における原発性（一次性）糸球体疾患 732 例の病型分類では，11.1％ が FSGS であり，40 歳未満でのネフローゼ症候群に占める割合は，約

17％程度であった．
- FSGSのうち約60％は15歳以下に発症し，小児ネフローゼ症候群のうち約10％がFSGSであったとされている．
- 原発性（一次性）FSGSの発症については，いまだ十分に解明されていないが，T細胞の機能異常に伴う糸球体上皮細胞（ポドサイト）障害が主要な機序の1つと考えられている．その他，血行力学的要因や液性因子などが関与するとされている．
- 続発性（二次性）FSGSは，家族性・遺伝性（糸球体上皮細胞の構造蛋白の遺伝子変異による），ウイルス性（HIV関連腎症，パルボウイルスなど），薬剤性（ヘロイン，インターフェロンα，リチウム，パミドロネート，NSAIDsなど），残存腎病態（機能的適合現象に伴う構造変化：逆流性腎症，片側性腎無形性，外科的腎切除，慢性移植腎，高血圧，肥満など）の4つが要因と考えられている．

2）症状・合併症
- ネフローゼ症候群を呈する割合は，約90％であるが，ときに無症候性蛋白尿が持続する．
- 症状としては，浮腫（四肢・体幹のむくみ，胸水・腹水）や血栓傾向（凝固異常），易感染性がみられる．血液過凝固により動脈・深部静脈血栓症，特に腎静脈血栓症を合併しやすいことが知られている．また，深部静脈血栓がネフローゼ症候群の原因になることもある．ときに，急性腎障害（AKI）を呈する．

3）診断・検査
a. 尿検査
- 必発所見：軽度から高度までの蛋白尿が必発で，尿蛋白の選択性（selectivity index：SI）は低い．MCNSよりもSIは低い．
- 尿沈渣には，ごく軽度な赤血球がみられることがあるが，肉眼的血尿（macroscopic hematuria）はほとんど認められない．多彩な円柱がみられる点は，MCNSとは異なっている．

b. 血液検査
- 低蛋白・低アルブミン血症と脂質異常（総コレステロール高値，LDLコレステロール上昇，中性脂肪上昇）がみられる．

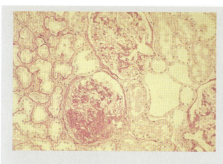

図 4-21 巣状分節性糸球体硬化症（PAS 染色）：左下糸球体の分節性硬化像．残りの 2 糸球体は，ほぼ正常像

- 血栓傾向のため，アンチトロンビンⅢ低下，プラスミノゲン低下，FDP 上昇，赤血球増加がみられる．

c. 腎生検

- 確定診断は，腎生検の光学顕微鏡所見によるが，原発性（一次性）と続発性（二次性）を鑑別することはできない．
- 光顕では，糸球体数の 50％以下の糸球体に巣状硬化病変（毛細血管虚脱または消失，基質の蓄積）を認め，各糸球体の 50％以下の領域に分葉状硬化病変を認めることを基本的診断所見としている 図 4-21 ．また，糸球体内にマクロファージや泡沫細胞がみられる．
- 病変は，腎皮髄境界部に認められることが多く，糸球体内では毛細血管係蹄の外側にみられる．特に，糸球体血管極と尿細管極では硬化病変が起こりやすい．
- 尿細管間質病変として，尿細管の萎縮と軽度の炎症細胞浸潤がみられる．
- 蛍光抗体法では，糸球体に巣状分節性に硬化部位に一致して免疫グロブリン IgM と補体 C3 の顆粒状沈着がみられる．この沈着物が，免疫複合体とは考えにくく，捕捉されたものと考えられる．
- 電顕では糸球体上皮細胞（ポドサイト）の剥離や足突起の消失（foot process effacement）がみられる．

d. 薬物療法

- 治療法は確立されていないが， 図 4-22 に示す FSGS 治療のアルゴリズムが報告されている．

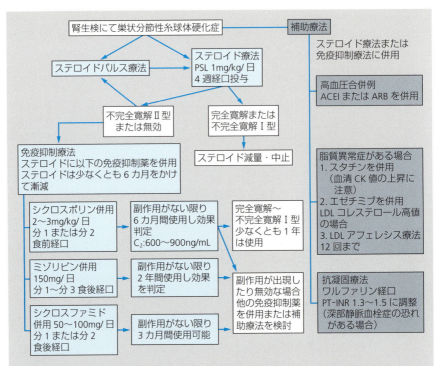

図 4-22　巣状分節性糸球体硬化症の治療のアルゴリズム
（松尾清一ほか. ネフローゼ症候群診療指針. 日腎会誌. 2011; 53: 78-122）

● 膜性腎症（membranous nephropathy：MN）

1）病態・分類

- 蛋白尿を主体としネフローゼ症候群をきたしやすい疾患であるが，発症・進展は緩徐である．
- 成人の原発性（一次性）ネフローゼ症候群の約 30％を占めており，中高年（40～60 歳代）のネフローゼ症候群の原因として最も多い．
- 男性にやや多いとされている．
- 糸球体毛細血管壁のびまん性（全体的な）の肥厚を特徴とする炎症性病変の乏しい糸球体疾患である．したがって，膜性腎炎といわず膜性腎症と称することが多い．
- 糸球体毛細血管壁の肥厚は，糸球体基底膜の上皮細胞下への免疫複合体（物）（免疫グロブリン IgG と補体 C3）のびまん性の顆粒状沈着と，そ

れに対する反応により起こりやすい．
- 免疫複合体の上皮細胞下への沈着が糸球体基底膜および上皮細胞の形態・機能に変化（size barrier の破綻，炎症，透過性の亢進）を与え蛋白尿を引き起こすと考えられる．
- 続発性（二次性）の抗原として，B 型肝炎 HBe 抗原，金製剤，梅毒などが証明されている．悪性腫瘍に合併する場合（約 5％）は，癌関連抗原（CEA）の可能性もあるが詳細は不明である．

2）症状・合併症

- 多くは無症候性蛋白尿で発症するが，初発症状は浮腫が多く 60〜75％がネフローゼ症候群を発症する．
- 健診などで偶然蛋白尿が発見されることや，ネフローゼ症候群で発見されることが多い．

3）診断・検査

a．尿検査

- 必発所見：軽度から高度までの蛋白尿が必発で，尿蛋白の選択性（selectivity index：SI）は低いとされている．
- 尿沈渣には，比較的軽度な赤血球がみられることがある（10〜20％）．

b．血液検査

- 必発所見：なし
- 最近，原発性（一次性）膜性腎症の原因として，糸球体上皮細胞の膜蛋白質であるホスホリパーゼ A2 受容体（PLA2R）が注目されている．原発性（一次性）膜性腎症の約 70％の患者に PLA2R 抗体が認められ，抗体量と尿蛋白量が比例して認められる．したがって，PLA2R 抗体は原発性（一次性）膜性腎症の特異的マーカーであるとともに，疾患活動性マーカーであるといえる．
- ネフローゼ症候群を呈している場合は，低蛋白（アルブミン）血症，高コレステロール血症がみられる．
- ネフローゼ症候群に伴う血液過凝固により動脈・深部静脈血栓症，特に腎静脈血栓症を合併しやすいことが知られている．また，深部静脈血栓がネフローゼ症候群の原因になることもある．

c. 腎生検

- 確定診断は，腎生検所見による．
- 光顕では PAS 染色で糸球体毛細管血管壁の肥厚がみられ，PAM 染色ではスパイクの形成（spike lesion：とげ状の変化）が認められる．
- 蛍光抗体法では，糸球体毛細血管壁に免疫グロブリン IgG と補体 C3 の

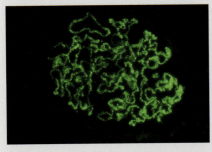

図 4-23 膜性腎症（蛍光抗体法 IgG 染色）：IgG の糸球体毛細血管への顆粒状沈着

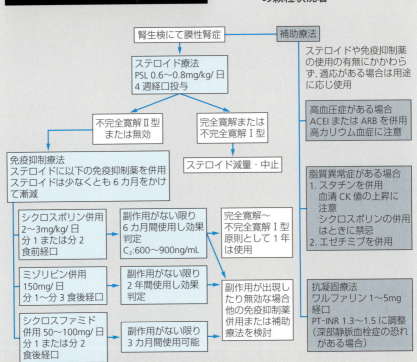

図 4-24 膜性腎症の治療のアルゴリズム
（厚生労働省難治性疾患克服研究事業進行性腎障害に関する調査研究班難治性ネフローゼ症候群分科会．ネフローゼ症候群診療指針）

顆粒状沈着がみられる 図4-23 .
- 電顕では 高電子密度沈着物（electron dense deposits: EDD．正常の腎組織よりも密度が高く，黒くみえる物質）が観察される．

d. 薬物療法
- ネフローゼ症候群のなかで，種々の治療（副腎皮質ステロイドと免疫抑制薬の併用は必須） 図4-24 を行っても6カ月の治療期間に完全寛解ないし不完全寛解Ⅰ型に至らない患者は，難治性ネフローゼ症候群と定義される 表4-13, 4-14 .
- 難治性ネフローゼ症候群はネフローゼ症候群全体の約10％とされている．
- 膜性腎症では，難治性ネフローゼ症候群を呈することもあるが，自然寛解することも知られている．

●膜性増殖性糸球体腎炎（membranoproliferative glomerulonephritis: MPGN）

1）病態・分類
- 原発性（一次性）MPGNは約10％に認められ，続発性（二次性）MPGNは残りの約90％である．
- 続発性（二次性）MPGNの原因は，C型肝炎ウイルス（HCV），溶連菌，ブドウ球菌（MRSA），ヒト免疫不全ウイルス（HIV），パルボウイルスB19などの感染症が重要である．

2）症状・合併症
- 多くは高度の蛋白尿と顕微鏡的血尿を認める．ときに，肉眼的血尿がみられる．
- 浮腫を呈しネフローゼ症候群を発症することがある．

3）診断・検査

a. 尿検査
- 必発所見：軽度から高度までの蛋白尿が必発で，尿蛋白の選択性（selectivity index：SI）は低いとされている．
- 尿沈渣には，さまざまな程度の赤血球がみられることがある．変形赤血球や細胞性円柱（赤血球・白血球円柱）を認めた場合には，糸球体障害が高度であることを示唆している．

b. 血液検査

- 必発所見：なし．
- 血清補体値（CH50）の低下と補体 C3 の低値がみられる．
- ネフローゼ症候群を呈している場合は，低蛋白（アルブミン）血症，高コレステロール血症などがみられる．
- ネフローゼ症候群に伴う血液過凝固により動脈血栓症や腎静脈血栓症を合併しやすいことが知られている．

c. 腎生検

- 確定診断は，腎生検所見による．
- 光顕では びまん性・全節性にメサンギウム細胞の増殖と細胞外基質の増加・拡大がみられる．糸球体係蹄の分葉化（lobulation）や糸球体の肥大が特徴的である 図 4-25．また，増殖したメサンギウム細胞が糸球体毛細血管基底膜と内皮細胞の間に入り込み（mesangial interposition），新しい基底膜が形成されることで糸球体基底膜が二重化する．
- 蛍光抗体法では，糸球体メサンギウム領域と毛細血管壁に免疫グロブリン IgG と補体 C3 の顆粒状沈着がみられる．
- 電顕では，高電子密度沈着物（electron dense deposits：EDD）の沈着部位により I・II・III 型に分類される．I 型では，糸球体基底膜（GBM）の内皮細胞下に EDD を認め，II 型では GBM 内に EDD が観察される．III 型は I 型の亜型で，糸球体基底膜の上皮細胞下と内皮細胞下に EDD を認める．

d. 薬物療法

- ネフローゼ症候群を呈する場合は，パルス療法を含めたステロイド療法

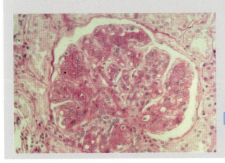

図 4-25　膜性増殖性糸球体腎炎（PAS 染色）：糸球体係蹄の分葉化（lobulation）

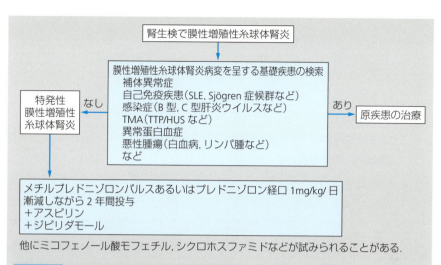

図 4-26 膜性増殖性糸球体腎炎の診療指針
(厚生労働省難治性疾患克服研究事業進行性腎障害に関する調査研究班難治性ネフローゼ症候群分科会. ネフローゼ症候群診療指針)

が中心となる.
- 抗血小板薬や RAS 阻害薬などの併用も行われる.
- 続発性（二次性）では，原因疾患の治療が腎臓専門医のもとで行われる.
- 治療法として 図 4-26 に示す MPGN 治療のアルゴリズムが報告されている.

V. 高血圧性腎硬化症

診療情報提供書
2016 年　　〇月　　×日
医療機関名：宮崎市〇〇クリニック内科
御担当医　：〇井〇先生　御侍史

4 腎臓専門医からかかりつけ医への紹介は？

京南大学病院腎臓内科
医師　〇野〇蔵

当院ID：0078x4

患者氏名：〇〇太郎殿

生年月日：19XX年3月×日生（60歳）　男・女

主訴または病名：1. 高血圧性腎障害（腎硬化症），2. 脂質異常症（高脂血症），3. 肥満

　患者さんの〇〇太郎様（60歳，男性，会社員：事務職）をご紹介申し上げます．患者さんは，約6年前，人間ドック（健診）にて血圧150/94mmHgと高血圧を指摘されましたが，出張なども多く自覚症状がないため放置していました．約1ヵ月前より頭痛と両肩凝りがみられたため精査のため当科外来を受診されました．家族歴では，お母さまが高血圧で脳卒中のため亡くなられています．

　受診時，血圧168/108mmHg，脈拍86回/分，身長170cm，体重82kg（標準体重63.6kg）でした．尿検査では，尿蛋白定性試験（+）・定量0.8g/日，尿糖定性・潜血反応陰性で，尿沈渣では硝子円柱（+）でした．血清尿素窒素（SUN）24mg/dL，血清クレアチニン（s-Cr）1.2mg/dL，eGFR 49.1mL/分と腎機能低下を認めました．血糖値は正常範囲内でしたが，血清総コレステロール250mg/dL，トリグリセリド180mg/dLと高値でした．眼底検査では，高血圧性眼底（H_1S_2）がみられました．

　忙しいところ恐縮ではございますが，転勤後の職場が先生のクリニックの近くにあり，受診を希望されていますので，今後ご診療いただきたく，よろしくお願い申し上げます．

現在の処方・栄養指導

・薬物療法

　降圧と蛋白尿改善効果を期待し，ACE阻害薬タナトリル®（5mg）錠1日1回投与．

・栄養指導

　エネルギー・食塩制限食，高血圧・心臓病食

添付資料	
☑ XP　☐ 超音波　☐ CT　☑ 心電図　☐ MRI　☑ 血液・尿検査	
☐ Angio　☐ 内視鏡　☐ RI　☐ その他（　　　　　）	
返却　要・不要	

※この患者様についてのお問い合わせの際は，当院 ID をお伝え下さい．

1 本症例からみた疾患の理解

- 6 年前から高血圧が持続し，入院時には蛋白尿がみられた．
- 血尿やブドウ糖尿は認められず，眼底にも高血圧性の変化がみられていることから高血圧性腎障害（腎硬化症 nephrosclerosis）が考えられる．
- 内分泌性高血圧（endocrinological hypertension）の鑑別を要するが，母親にも高血圧がみられていることから「本態性高血圧（essential hypertension）」がもっとも考えられる．
- 腎硬化症は，本態性高血圧症により腎血管系（細動脈）の障害をきたしたことによる糸球体を含めた腎組織にみられる形態学的な診断名である．
- 臨床像から良性腎硬化症と悪性腎硬化症に分けられる．
- 高血圧の罹病期間と腎硬化症の程度とは，必ずしも相関しないとされている．
- ESKD 透析療法の原疾患として，腎硬化症の占める割合は，わが国では約 10% と報告されている．

A. 良性腎硬化症（benign nephrosclerosis）

- 良性腎硬化症は，本態性高血圧症の持続によって発症する．
- 血管病変では，糸球体輸入細動脈の硝子化や小葉間動脈での中膜平滑筋細胞の障害を伴う内膜の肥厚が認められ，血管内腔の狭小化を示す．このような血管変化の程度や広がりに応じて糸球体には虚血性変化が起こる．

- 糸球体障害には，血管の狭窄による虚血性変化（硬化に陥り機能が廃絶した糸球体）と残存する糸球体の内圧上昇（糸球体高血圧：肥大により機能が亢進した糸球体）が関与している．

B. 悪性腎硬化症（malignant nephrosclerosis）

- 悪性腎硬化症は，悪性高血圧症（malignant hypertension）の経過中に生じる腎病変である．
- 拡張期血圧が高く120〜130mmHg以上であり，放置すると全身倦怠感や心不全，高血圧脳症を発症する．
- 血圧の上昇に伴い血管内皮細胞が障害され，弓状動脈から輸入細動脈にかけてのフィブリノイド壊死（フィブリンや免疫グロブリン，補体などの血液中の蛋白質からなるフィブリン様物質が結合組織に沈着し組織を破壊した状態）や細動脈・小動脈の玉ネギ様肥厚を呈し，糸球体毛細血管の強い血管腔閉塞による虚脱性変化（collapsing lesion）がみられるようになる．さらに，糸球体硬化へと進行し糸球体の強い壊死性・融解性変化を伴うことがある．
- 良性腎硬化症とは異なり，糸球体の障害はびまん性に進行する．その結果，腎血流量（renal blood flow：RBF）は減少し，傍糸球体装置からのレニンの産生が亢進する．また，アンジオテンシンⅡが増加し，血圧はさらに上昇するという悪循環（vicous cycle）をきたすことになる．
- 高度の高血圧では，内皮細胞障害から血管内の血液凝固が促進され，血栓性微小血管障害を生じ，溶血性尿毒症症候群（hemolytic uremic syndrome：HUS）を呈することもある．

1）症状・合併症

a. 良性腎硬化症

蛋白尿は1g/日以下と少なく，ネフローゼ症候群や浮腫（むくみ）などを呈することは少ない．

b. 悪性腎硬化症

高度の高血圧による症状（頭痛やめまい，肩凝り，視力障害など）と腎機能障害による症状（浮腫，乏尿など）が特徴である．眼底出血による視力障害がみられることがある．

2) 診断・検査

- 眼底に乳頭浮腫がみられるキース–ワグナー分類Ⅳ度（最近ではⅢ度も含む）であることが多く，視力障害から発見されることも珍しくない．
- レニン–アンジオテンシン–アルドステロン（RAA）系は亢進していることが多く末梢血血漿レニン活性（PRA）の高値や二次性高アルドステロン血症（secondly aldosteronism）を呈し，低K血症をきたすことがある．
- 鑑別診断として腎血管性高血圧（renovascular hypertension）が疑われる所見は，以下の通りである．

①家族歴がなく高血圧の危険因子がない30歳以下発症の高血圧
②55歳以後に発症した重症高血圧
③難治性または治療抵抗性の高血圧．また，それまでの高血圧の急性増悪
④ACE阻害薬やARBによる治療開始後の急速なs-Crの上昇（腎機能の低下）
⑤中等症から重症の高血圧で，他に説明できない腎萎縮や1.5cm以上の腎サイズの左右差
⑥50歳以上で全身の動脈硬化を伴う中等症から重症の高血圧
⑦繰り返す肺水腫や心不全があること

- 腎動脈血管撮影は，腎動脈狭窄を確定診断する検査である．75％以上の腎動脈狭窄や狭窄後拡張を有する50％以上の狭窄は，腎血管性高血圧を示唆する所見とされている．

❷ 検査とその意義

A. 尿検査

- 良性腎硬化症では，蛋白尿は1 g/日以下と少なく，ネフローゼ症候群や浮腫（むくみ）などを呈することは少ない．
- 悪性腎硬化症では，蛋白尿と浮腫，乏尿などがみられる．

B. 血液検査

- RAA系は亢進していることが多く血漿レニン活性（PRA）の高値や二次性高アルドステロン血症を呈し，低K血症をきたすことがある．

C. 画像診断・眼底検査

- 腎動脈血管撮影は，診断上有用である．
- 眼底に乳頭浮腫がみられるキース-ワグナー分類Ⅳ度（最近ではⅢ度も含む）であることが多い．

❸ 確定診断：高血性腎硬化症（hypertensive nephrosclerosis）

- 腎生検組織の観察による診断が，最も信頼性が高い方法である．しかし，なかなか実施できないことが多いため臨床経過によって診断されることが大半である．
- 高血圧が数年前から持続していること，蛋白尿はみられるが血尿や糖尿はみられないこと，高血圧性眼底所見がみられることなどから高血圧性腎硬化症と診断される．

❹ 今後定期的に行うべき検査

A. 尿検査

- 尿蛋白定性試験が 1（＋）以上であれば，定量（g/gCr, g/日）検査を行い，経過を定期的に観察する．
- 尿沈渣では，高度な血尿はなく細胞性円柱などの炎症性所見は少ない．みられ始めた場合には，糸球体腎炎などの合併も疑わなくてはならない．

B. 腎機能検査と疾患活動性の評価

- 糸球体機能を知るためには，s-Cr や血清シスタチン C を測定する．血清シスタチン C 値の上昇は，s-Cr よりも早い時期にみられるため早期診断に有用である．
- 腎機能検査として，eGFRcr，eGFRcys や Ccr を測定する．

❺ 治療

生活指導として，生活習慣（特に，喫煙と肥満）の是正があげられる．生活習慣病は，糖尿病や高血圧，脂質異常症（高脂血症），高尿酸血症などの生活習慣の乱れが発症の原因に深く関わっていると考えられる疾患の

表 4-16 生活習慣の修正項目（JSH 2014）

1. 減塩　　　　6g/ 日未満
2a. 野菜・果物　野菜・果物の積極的摂取*
2b. 脂質　　　　コレステロールや飽和脂肪酸の摂取を控える
　　　　　　　　魚（魚油）の積極的摂取
3. 減量　　　　体格指数〔体重（kg）÷身長（m）^{2}〕が 25 未満目標
4. 運動　　　　心血管病のない高血圧患者が対象で，有酸素運動を中心に定期的に（毎日 30 分以上を目標に）運動を行う
5. 節酒　　　　エタノールで男性 20〜30mL/ 日以下，女性 10〜20mL/ 日以下
6. 禁煙　　　　禁煙の推進と受動喫煙の防止に努める

生活習慣の複合的な修正はより効果的である

*重篤な腎障害を伴う患者では高 K 血症をきたすリスクがあるので，野菜・果物の積極的摂取は推奨しない．糖分の多い果物の過剰な摂取は，肥満者や糖尿病などのカロリー制限が必要な患者では勧められない．

総称である．その原因として，食生活の欧米化や喫煙，運動不足による肥満があげられる．

- 喫煙は，悪性新生物（癌）や心臓病，脳血管疾患，肺疾患の危険因子になっているが，「予防可能な最大の死因」ともいわれているので，喫煙者はよく考えるべきである．
- 肥満はこれらの病気のリスクを引き上げるので，体重の管理も重要である．
- CKD 治療の基本は，生活習慣の修正（肥満，高血圧，過食，運動不足，睡眠不足，大量飲酒，喫煙など）である 表 4-16 ．
- 予後因子として，動脈硬化に関連した脳出血・脳梗塞や心筋梗塞・心不全といった心血管系合併症がある．
- 運動療法による減量は，インスリン抵抗性を改善させるとともに，肥満による GFR や腎血流量（腎臓に流れてくる血流量 renal blood flow：RBF）の増加を是正し，蛋白尿を改善させる．

A. 栄養指導

- 本疾患の治療では，減塩（1 日 6g 未満）と標準体重の維持が基本で，腎機能低下例では蛋白制限食も用いられる．
- 本症例では肥満（82kg，標準体重 63.6kg）がみられることからエネ

ギーは 1 日 63.6×25 ＝ 約 1,600kcal とし，<u>軽度の腎障害がみられたことから，蛋白質は 60g（0.9g/kg 標準体重）に減量する</u>．蛋白質を減少させたエネルギー分を炭水化物 240g（960kcal）とすることで補充する．
- <u>食塩は 1 日 6g 未満に制限する</u>．
- 脂質異常症については，まず食事療法を 2 ヵ月ほど行ってから薬物療法を行う．

B. 薬物療法

- 日本高血圧学会の高血圧治療ガイドライン（JSH 2014）によると CKD あるいは糖尿病を合併する高血圧コントロールの目標値は，130/80mmHg 未満である．
- CKD 診療ガイド 2012 でも，診療室での座位血圧で 130/80mmHg 未満としている．尿蛋白が 1g/ 日以上を超えた場合には，血圧 125/75mmHg 未満を目標値としている．
- 薬物による降圧療法では，高血圧の程度・期間や腎機能の程度により降圧薬の選択を行う．
- かかりつけ医において強力で継続的な降圧療法を行う．
- 経口降圧薬としては短時間に効果が発現し，かつ強力な降圧作用を有する Ca 拮抗薬を中心に投与し，ACE 阻害薬や ARB を併用投与する．Ca 拮抗薬で頻脈が出現した場合には β 遮断薬を併用することもある．
- 体液過剰状態であれば，サイアザイド系・ループ利尿薬を投与し尿量の増加を図る．また，降圧が不十分であれば血管拡張薬や交感神経抑制薬（α メチルドパ）なども用いられる．
- 降圧に際しては脳・心・腎機能保護に注意すべきである．
- ACE 阻害薬や ARB は腎保護作用（降圧，蛋白尿改善効果）が知られており有用である．しかし，s-Cr が 2〜3mg/dL 以上の患者に通常量をいきなり用いては，腎機能を一層悪化させる心配があるので，半分量程度を腎機能や血清 K 値をみながら慎重に使用する．
- 急激な降圧は，腎機能の悪化をもたらすので注意を要する．特に，高齢者では注意が必要である．

▶処方例

1）Ca拮抗薬（CCB）

● コニール錠®（ベニジピン塩酸塩錠：持続性Ca拮抗薬）

①作用機序

　コニール®は細胞膜の膜電位依存性CaチャネルのジヒドロピリジН（DHP）結合部位に結合することによって細胞内へのCa流入を抑制し，冠血管や末梢血管を拡張させる．なお，本剤は細胞膜への移行性が高く，主として細胞膜内を通ってDHP結合部位に結合すると推定されており，薬物血中濃度とほとんど相関せずに作用の持続性を示す．

②効能・効果

　高血圧症，腎実質性高血圧症，狭心症

③用法／用量

- 高血圧症，腎実質性高血圧症：通常，成人には1日1回2〜4mgを朝食後経口投与する．なお，年齢，症状により適宜増減するが，効果不十分な場合は1日1回8mgまで増量することができる．ただし，重症高血圧症には1日1回4〜8mgを朝食後経口投与する．

④重大な副作用

　肝機能障害など

⑤禁忌

　心原性ショックの患者，妊婦または妊娠している可能性のある婦人

● アムロジン®（アムロジピンベシル酸塩錠）

①作用機序

　細胞膜の電位依存性カルシウム（Ca）チャネルに選択的に結合し，細胞内へのCa^{2+}の流入を減少させて冠血管や末梢血管の平滑筋を弛緩させる．そのCa拮抗作用は緩徐に発現するとともに持続性を示し，また心抑制作用が弱く血管選択性を示すことが認められている．

②効能・効果

- 成人の場合：高血圧症，狭心症

③用法／用量

- 成人の高血圧症では通常，2.5〜5mgを1日1回経口投与する．なお，症状に応じ適宜増減するが，効果不十分な場合には1日1回10mgまで

増量することができる．

④重大な副作用

　肝機能障害，血小板減少，白血球減少，房室ブロックなど

⑤禁忌

　妊婦または妊娠している可能性のある婦人，過敏症

2）利尿薬

● フルイトラン®（トリクロルメチアジド錠: サイアザイド系利尿薬）

①作用機序

　フルイトラン®は利尿作用と降圧作用をもつ．利尿作用は，<u>遠位尿細管曲部の管腔側に局在するNa^+-Cl^-共輸送体を阻害すること</u>によりNa^+・Cl^-の再吸収を抑制し，尿中への排泄を増加させる．これに伴って水の排泄が増加する．降圧薬としての作用機序は明らかではないが，トリクロルメチアジドの脱塩・利尿作用により，循環血液量を減少させる，あるいは交感神経刺激に対する末梢血管の感受性を低下させることにより，血圧が降下すると考えられている．

②効能・効果

　高血圧症（本態性，腎性等），悪性高血圧，心性浮腫（うっ血性心不全）など

③用法/用量

　通常，成人には1日2〜8mgを1〜2回に分割経口投与する．なお，年齢，症状により適宜増減する．ただし，高血圧症に用いる場合には少量から投与を開始して徐々に増量すること．また，悪性高血圧に用いる場合には，通常，他の降圧薬と併用する．

④重大な副作用

　再生不良性貧血，低 Na 血症，低 K 血症

⑤禁忌

　無尿，急性腎不全（急性腎障害），体液中の Na・K の明らかな減少，過敏症

● ラシックス®（フロセミド製剤　錠剤・細粒: 利尿降圧薬，ループ利尿薬）

①作用機序

　ラシックス®は利尿作用と降圧作用をもつ．利尿作用について，ラシックス®は腎血流量・糸球体濾過値を上昇させる作用をもつ．降圧作用は，利尿による循環血漿量の減少，血管壁のNa含量の減少によると考えられている．

②効能・効果

　高血圧症（本態性，腎性等），悪性高血圧，心性浮腫（うっ血性心不全），腎性浮腫など

③用法/用量

　通常，成人には1日1回40～80mg（細粒4％では1～2g）を連日または隔日経口投与する．なお，年齢，症状により適宜増減する．腎機能不全などの場合には，さらに大量に用いることもある．ただし，悪性高血圧に用いる場合には，通常他の降圧薬と併用する．

④重大な副作用

　ショック，アナフィラキシー，再生不良性貧血，赤芽球癆，汎血球減少症，水疱性類天疱瘡，難聴，中毒性表皮壊死融解症など

⑤禁忌

　無尿，肝性昏睡，体液中のNa・Kの明らかな減少，過敏症

- **アルダクトンA®（スピロノラクトン細粒・錠）**

①作用機序

　アルダクトンA®は主として遠位尿細管のアルドステロン依存性Na–K交換部位に働き，アルドステロン拮抗作用により，Naおよび水の排泄を促進し，Kの排泄を抑制する．

②効能・効果

　高血圧症（本態性・腎性），心性浮腫（うっ血性心不全），腎性浮腫，肝性浮腫，特発性浮腫，原発性アルドステロン症の診断および症状の改善など

③用法/用量

　通常成人1日50～100mgを分割経口投与する．なお，年齢，症状により適宜増減する．ただし，「原発性アルドステロン症の診断および症状の改善」のほかは，他剤と併用することが多い．

④重大な副作用

電解質異常（高K血症，低Na血症，代謝性アシドーシスなど），急性腎不全，中毒性表皮壊死融解症，皮膚粘膜眼症候群など

⑤禁忌

無尿または急性腎不全，高K血症，アジソン病，タクロリムス（プロトピック®）・エプレレノン（セララ®）またはミトタン（オペプリム®）を服用中，過敏症

6 どういう状態になったら腎臓専門医へ逆紹介するのか？

- 良性腎硬化症と悪性腎硬化症では，臨床経過が異なることに注意する．
- 良性腎硬化症では，一般に緩やかな腎機能の低下がみられるが，感冒（上気道感染），尿路感染症，発熱，下痢・脱水やNSAIDs，抗菌薬などの服用で腎機能が進行性に低下（血清クレアチニンの上昇，eGFRの低下）し透析療法が懸念される場合には，腎臓専門医への逆紹介を勧める．
- 悪性腎硬化症では，十分な降圧を行っても腎機能低下や多臓器障害（心不全，高血圧性脳症，溶血性尿毒症症候群など）がみられる場合には，腎臓専門医への逆紹介を勧める．

附則

●高K血症治療薬

- CKDが悪化すると高K血症を呈し，異常高値になると心停止をきたし死に至ることもある．
- RA系阻害薬やスピロノラクトン（アルダクトンA®），エプレレノン（セララ®）を投与すると高K血症を呈する危険性があることから高K血症治療薬（血清K抑制薬）を投与し，K値を正常化することが必要である．
- 服薬コンプライアンスは，一般に悪いので，本剤服用の重要性を十分に説明する必要がある．

▶処方例

- カリメート®散（日本薬局方　ポリスチレンスルホン酸カルシウム）

①作用機序

　カリメート®散は経口投与あるいは注腸後，消化・吸収されることなく，腸管内（殊に，結腸付近）で，<u>本剤の Ca イオンと腸管内の K イオンが交換</u>され，ポリスチレンスルホン酸樹脂としては何ら変化を受けることなしに，そのまま糞便中に排泄される．その結果，腸管内の K は体外へ除去される．

②効能・効果

　急性腎障害および慢性腎臓病患者に伴う高 K 血症

③用法／用量

- 経口投与：通常成人 1 日 15〜30g を 2〜3 回に分け，その 1 回量を水 30〜50mL に懸濁し，経口投与する．なお，症状により適宜増減する．
- 注腸投与：通常成人 1 回 30g を水または 2％メチルセルロース溶液 100mL に懸濁して注腸する．体温程度に加熱した懸濁液を注腸し 30 分〜1 時間腸管内に放置する．その後，十分に排便させる．

④禁忌

　腸閉塞の患者

- アーガメイト®20％ゼリー（ポリスチレンスルホン酸カルシウムゼリー）

①作用機序

　アーガメイト®20％ゼリーは，経口投与により消化・吸収されることなく，腸管内（殊に，結腸付近）で，<u>ポリスチレンスルホン酸カルシウムの Ca イオンと腸管内の K イオンが交換</u>される．ポリスチレンスルホン酸樹脂としては何ら変化を受けることなしに，そのまま糞便中に排泄される．その結果，腸管内の K は体外へ除去される．

②効能・効果

　急性腎障害および慢性腎臓病に伴う高 K 血症

③用法／用量

　通常成人 1 日 75〜150g（ポリスチレンスルホン酸カルシウムとして 15〜30g）を 2〜3 回に分け，経口投与する．なお，症状により適宜増減する．

④重大な副作用

　腸管穿孔，腸閉塞など

⑤禁忌

　腸閉塞

●**原発性アルドステロン症（primary aldosteronism：PA）**

　PA は，副腎皮質のアルドステロン産生腫瘍（aldosterone producing adenoma：APA）あるいは，両側副腎皮質の過形成による特発性アルドステロン症（idiopathic hyperaldosteronism：HIA）により生ずるアルドステロン過剰症である．高血圧患者の 5〜15％と言われている．

●**腎血管性高血圧（renovascular hypertension：RVH）**

　RVH は，腎動脈狭窄によって起こる高血圧症である．腎動脈狭窄の原因として，粥状動脈硬化症（atherosclerosis）と線維筋性異形成（fibromuscular dysplasia），大動脈炎症候群が知られている．腎動脈狭窄により腎灌流圧が低下すると，レニン・アンジオテンシン系が活性化されアンジオテンシン II（AII）の産生が増大する．1 型 AII（AT1）受容体を介した作用により末梢血管が収縮し血圧が上昇する．また，AT1 受容体を介してアルドステロン分泌が亢進し Na 貯留が生ずる．その結果生ずる体液過剰状態は，高血圧に関与する．RVH は，全高血圧患者の 1〜数％以下と言われている．

VI. 痛風腎

診療情報提供書	
2016 年　　〇月　　×日	
医療機関名：大分市〇山クリニック内科	
御担当医　：畠〇　〇〇〇先生　御侍史	
	京南大学病院腎臓内科　　　　　　　 　　　医師　　〇野〇蔵
当院 ID：0078x4	
患者氏名：〇〇三郎殿	
生年月日：19XX 年 3 月×日生（68 歳）　　男・女	

主訴または病名： 1. 痛風腎, 2. 高尿酸血症, 3. 腎機能障害

　患者さんの○○三郎様（68歳，男性，会社員：事務職）をご紹介申し上げます．患者さんは，48歳時より高尿酸血症と高血圧がみられ，60歳時から痛風発作が時折認められていました．

　今回，右足第1趾の関節痛が高度となり受診されました．受診時，身長170cm，体重84kg（標準体重63.6kg），血圧154/106mmHgで右第5趾には丸い痛風結節がみられました 図4-27．右第1趾関節部の腫脹や発赤は消失していましたが，圧痛が認められました．

　尿検査では酸性尿（pH 5.0）を示し，蛋白尿と顕微鏡的血尿，多数の尿酸結晶がみられました．SUN 28mg/dL，s-Cr 1.6mg/dL，eGFR 48mL/分と腎機能の低下が認められ，尿中β_2-ミクログロブリン・NAG活性も高値で尿細管障害も伴っていることが示されました．血清尿酸値は11.6mg/dL（基準値：2～6mg/dL）と高値でしたが，CRPやリウマチ反応，抗核抗体などに異常はみられませんでした．現在の処方および栄養指導の内容は，別紙の通りです．患者さんの勤務先が先生のクリニックの近くにあるということで，受診を希望されておられます．よろしくお願いいたします．

現在の処方・栄養指導

・薬物療法

　NSAIDs クリノリル®1日300mgを2回投与．痛みが完全に消失後，尿酸生成抑制薬フェブリク®1日1回10mgの経口投与．

・栄養指導

　蛋白コントロール食，痛風食

添付資料

　☐ XP　☐ 超音波　☐ CT　☐ 心電図　☐ MRI　☑ 血液・尿検査

　☐ Angio　☐ 内視鏡　☐ RI　☐ その他（　　　　）

　返却　要・不要

※この患者様についてのお問い合わせの際は，当院IDをお伝え下さい．

4 腎臓専門医からかかりつけ医への紹介は？

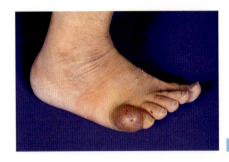

図 4-27　痛風結節

❶ 症例からみた疾患の理解

- 16 年前から高尿酸血症(hyperuricemia)と肥満(obesity)がみられ,"美食家"であることを伺わせる.また,高血圧もみられる.
- 本症例は,典型的な痛風症状とともに蛋白尿,血尿,尿中尿酸結晶がみられ,糸球体障害(SUN・s-Cr 高値,eGFR 低値)と尿細管障害(尿中 β_2-ミクログロブリン・NAG 活性高値)が認められた 表 4-17 .

表 4-17　痛風関節炎の診断基準

1. 尿酸塩結晶が関節液中に存在すること
2. 痛風結節の証明(筆者注:化学的もしくは偏光顕微鏡検査で尿酸結晶が存在する)
3. 以下の項目のうち 6 項目以上を満たすこと
   a) 2 回以上の急性関節炎の既往がある
   b) 24 時間以内に炎症がピークに達する
   c) 単関節炎である
   d) 関節の発赤がある
   e) 第一中足趾節関節の疼痛または腫脹がある
   f) 片側の第一中足趾節関節の病変である
   g) 片側の足関節の病変である
   h) 痛風結節(確診または疑診)がある
   i) 血清尿酸値の上昇がある
   j) X 線上の非対称性腫脹がある
   k) 発作の完全な寛解がある

(日本痛風学会・核酸代謝学会治療ガイドライン作成委員会.高尿酸血症・痛風の治療ガイドライン　ダイジェスト版.2002.p.3)

- ただし，酸性化尿（pH 5.5 以下）では，尿中 β_2-ミクログロブリン値は不安定になるので，<u>α_1-ミクログロブリンの測定</u>も勧められる．

② 検査とその意義

A. 尿検査

- 蛋白尿を呈する頻度は低く，GFR も腎障害が進行してからではないと低下しない．
- 血尿がみられる．特に，結石がみられる場合には肉眼的血尿も認められる．
- 腎髄質への尿酸塩沈着により痛風腎（gouty kidney）では糸球体機能障害よりも髄質機能障害が生じることが多い．
- 尿濃縮能の低下が早期から認められることから，フィッシュバーグ濃縮試験による最高尿浸透圧や最高尿比重は低下する．
- 尿の濃縮機能が低下するため，希釈した尿や夜間の頻尿（夜間尿 nocturia）がみられやすい．

B. 血液検査

- 痛風の基礎疾患である高尿酸血症（血清尿酸値 7.0 mg/dL 以上）は，年々増加している．

C. 画像診断

- 尿酸は X 線透過性であるため，単純 X 線により尿酸塩の沈着や結石を検出することは難しい．
- 腎皮髄境界部から髄質にかけての"まだらな輝度の高い部分"を示す超音波所見は，痛風腎の診断に有用である．

D. 腎生検

- 尿酸塩沈着が腎髄質に限局的に認められることが多いため，腎生検標本で尿酸塩沈着を的確に証明することは難しい．

③ 確定診断：痛風腎（gouty kidney）

- 痛風腎は，高尿酸血症が長期間持続して尿酸塩結晶が尿細管および間質に析出・沈着することによる尿酸塩腎症の範疇に入る（広義の定義）．狭義の意味では，腎実質内に尿酸塩の沈着を認めた場合と定義される．
- 高尿酸血症の頻度は男性の20〜25％，女性では閉経前では1％前後，閉経後では3〜5％に認められている．
- 痛風では20〜30％に尿路結石を認めるが，結石では疼痛や背部叩打痛（costovertebral angle tenderness：CVA tenderness），血尿がみられることが多い．
- 痛風腎の発症には，高尿酸血症・高尿酸尿症に加えて酸性尿が重要な役割を担っている．
- この酸性尿の背景には，インスリン抵抗性が存在しているとされている．
- 高尿酸血症による腎障害では，尿酸が尿細管腔の閉塞を起こすことによっても引き起こされる．特に，白血病などの治療で大量の細胞破壊が起こると尿酸の産生が急激に増加し，腎からの尿酸排泄量も増加する．
- 痛風腎は，高率に合併する高血圧と相まって腎機能低下は徐々に進行しESKDに陥ることが多い．
- 現在，痛風腎は透析導入患者の原疾患のなかで約0.3％を占めている．

④ 今後定期的に行うべき検査

- 上記の血液検査，尿検査，腎機能検査を定期的に行う．
- 尿路結石がある場合には，超音波検査などで結石の位置・大きさについて経過観察を行う．疼痛と血尿の増悪がともにみられる場合は，結石の増大と移動が疑われる．

⑤ 治療

A. 食事療法

- 本症例の場合のように，標準体重65.1kgから考えるとエネルギー1,800kcalはやや少なめであるが，肥満もあることからエネルギーは減

量することが多い．
- 腎機能低下がみられることから低蛋白食（標準体重 1kg 当たり 0.8g）とし，高血圧もあることから食塩は 1 日 6g 未満の減塩とする．
- 尿酸値のゆるやかな低下と腎機能の保持が重要であり，積極的な水分摂取を勧め，1 日の尿量を 1,500mL 前後に保つように指導する．ただし，浮腫（edema）や乏尿（oliguria, 尿量 400mL/ 日以下）がみられる場合には，1 日の尿量をみながら飲水量を決定する．

B. 薬物療法

- 第 1 に，高尿酸血症が尿酸産生亢進型か尿酸排泄亢進型かの鑑別を行う．鑑別する簡単な方法として，尿中尿酸値を尿中クレアチニン値で除した値（％）が用いられる．50％以上を示す高尿酸血症では，尿酸産生亢進型が，50％未満では尿酸排泄低下型が疑われ，薬剤の選択に応用される．しかし，2 者の混合型も認められている．
- CKD では，尿酸生成抑制薬の投与が原則で尿酸排泄促進薬は控える傾向にある．
- CKD が進行した症例でも尿酸生成抑制薬を用いる傾向にある．
- 尿酸排泄促進薬は，中等度（eGFR 30mL/min/1.73m^2 以上）までは，正常者とほぼ同様の血清尿酸値低下作用が認められている．また，尿酸生成抑制薬との少量併用も有効であるとの報告もある．
- 副作用では，血球減少（再生不良性貧血，汎血球減少，無顆粒球症，血小板減少）と肝機能障害を経験する．特に，初回の投与量には注意を要する．

▶処方例

- 高尿酸血症治療のポイントを 図 4-28 に示す．

1) 尿酸産生抑制薬
- ザイロリック®（アロプリノール錠）

①作用機序

　ザイロリック®はキサンチンオキシターゼに対して，ヒポキサンチンおよびキサンチンと拮抗することによって尿酸の生合成を抑制する．その結果，血中尿酸値と尿中尿酸値を低下させる．

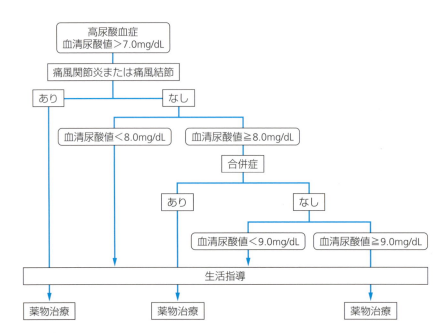

図 4-28　高尿酸血症の治療指針
（日本痛風学会・核酸代謝学会ガイドライン改訂委員会．高尿酸血症・痛風の治療ガイドライン 第 2 版 2012 年追補ダイジェスト版．東京：メディカルレビュー社; 2012. p.11）

②効能・効果

　痛風，高尿酸血症を伴う高血圧症における高尿酸血症の是正

③用法 / 用量

　通常，成人は 1 日量 200～300mg を 2～3 回に分けて食後に経口投与する．年齢，症状などにより適宜増減する．

④重大な副作用

　中毒性表皮壊死融解症，皮膚粘膜眼症候群等の重篤な皮膚障害または過敏性血管炎，ショック，アナフィラキシー，再生不良性貧血，汎血球減少，血小板減少，劇症肝炎など

⑤禁忌

　過敏症

- **フェブリク®**

①作用機序

　フェブリク®は，尿酸生成を司るキサンチンオキシダーゼを選択的に阻害することにより，尿酸生成を抑制する．

②効能・効果

　痛風，高尿酸血症

③用法 / 用量

　通常，成人には 1 日 10mg より開始し，1 日 1 回経口投与する．その後は，血清尿酸値を確認しながら必要に応じて徐々に増量する．維持量は通常 1 日 1 回 40mg で，患者の状態に応じて適宜増減する．最大投与量は，1 日 1 回 60mg とする．

④重大な副作用

　肝機能障害，過敏症

⑤禁忌

　過敏症，メルカプトプリン水和物またはアザチオプリンの服用中

2) 尿酸排泄促進薬

● ユリノーム®錠　25mg・50mg （ベンズブロマロン製剤）

①作用機序

　ユリノーム®は，近位尿細管に存在する尿酸トランスポーター（URAT1）を阻害することにより尿酸の再吸収を抑制し，尿酸の尿中排泄を促進することで血清尿酸値を低下させる．

②効能・効果

　痛風，高尿酸血症を伴う高血圧症．ただし，本剤に降圧作用はなく，臨床においては高血圧症の非合併例でも使用されている．

③用法 / 用量

　通常成人 1 日 1 回 25〜50mg を経口投与し，その後維持量として 25〜150mg を 1 日 1〜3 回経口投与する．なお，年齢，症状により適宜増減する．

④重大な副作用

　劇症肝炎などの重篤な肝障害など

⑤禁忌

　肝障害，腎結石，高度の腎機能障害，妊婦または妊娠している可能性の

ある婦人，過敏症

⑥ どういう状態になったら腎臓専門医へ逆紹介するのか？

- 高度な痛風発作が起き，NSAIDsを頻回に服用する場合には，尿量が減少し，腎機能が低下することがあるので十分注意する．
- 進行性に血清クレアチニン（s-Cr）が上昇（eGFRが低下）する場合には，透析療法への進行も懸念されるため，腎臓専門医への逆紹介を勧める．

附則

●非ステロイド性抗炎症薬（NSAIDs）による腎障害の発症機序

NSAIDsは，アラキドン酸代謝経路において，シクロオキシゲナーゼ（COX）を阻害することによりプロスタグランジン（PG）の産生を抑制する．このため，PGI2やPGE2による腎血管拡張系が低下し，アンジオテンシンIIやノルエピネフリンなどの腎血管収縮系が優位になることにより腎動脈が収縮し，腎血流を減少させると考えられる．その結果，腎前性急性腎不全などの腎障害を呈することになる．

●多発性嚢胞腎（polycystic kidney）

1）常染色体性優性遺伝性多発性嚢胞腎（autosomal dominant polycystic kidney：ADPKD）

- 常染色体性優性遺伝形式をとり，責任遺伝子は第16常染色体の短腕にあるもの（ADPKD-1）と第2常染色体の短腕にあるもの（ADPKD-2）が知られている．
- 多発性の嚢胞が腎臓にみられるだけでなく，腎外症状として肝・膵・脾嚢胞や脳動脈瘤，大動脈瘤，大動脈解離，心臓弁膜異常，大腸憩室といった合併症も認められる．
- 腎症状としては，蛋白尿，嚢胞の圧迫による腹痛（鈍痛）・不快感，嚢胞からの出血・感染，尿濃縮能の低下による夜尿などがみられる．
- 腎機能の低下とともに，高血圧がみられることが多い．
- 末期腎不全（ESKD）透析療法に進展しやすいため，家族歴から早期に診断すべきである．
- ADPKD-2は，ADPKD-1と比べ腎機能の予後は良好といわれている．

2）常染色体性劣性遺伝性多発性囊胞腎（autosomal recessive polycystic kidney：ARPKD）

- 常染色体性劣性遺伝形式をとる多発性囊胞腎であるが，責任遺伝子は不明である．
- 両親が劣性遺伝子を持ち，発症は早く肝囊胞などの他の合併症をきたしやすい．
- 発生頻度は低いが，多くが10歳以下で死亡するとされている．
- 本疾患に対する認知度は高くなり，診断はできるようになってきたが，ESKDへの進展を阻止する治療の確立はいまだなされておらず，急務の課題である．

●慢性腎不全（chronic renal failure：CRF）の診断と治療

1）検査とその意義

- CRFでは，緩徐に進行する高窒素血症，s-Crの上昇，糸球体濾過値（GFR）の低下がみられ，初期には多尿（polyuria）を示し，さらに，末期には乏尿（oliguria）をきたす．貧血が進行し，代謝性アシドーシス（metabolic acidosis）を呈する場合には，CRFが考えられる．

2）病態・分類

- 腎機能の低下が進行すると体内でできた老廃物（尿毒物質 uremic toxin）が蓄積し，体液の恒常性 homeostasis（水，電解質，酸塩基平衡など）が維持できなくなる．
- さらに血圧や造血機能，骨代謝などに障害が起こり，多彩な症状を呈する．そうした状態がゆっくりと進行するのが，慢性腎不全（CRF）である．
- 末期にはさまざまな全身症状が現れるが，その症状を尿毒症（uremia）という 図4-29 ．
- 腎機能障害が進行しCKD G 5になると，透析などの腎代替療法が必要となるが，それまでの間を保存期腎不全という．
- 慢性腎不全の原因は多彩で，すべての腎・泌尿器疾患が原因となりうる．
- 慢性腎不全の危険因子として，高齢，CKDの家族歴，尿所見異常や腎機能および形態異常，脂質異常症（高脂血症），高尿酸血症，NSAIDsの

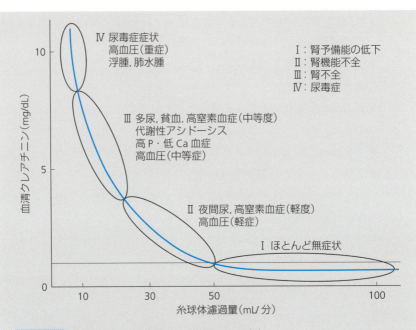

図 4-29 慢性腎不全の病期分類（Seldin の分類）
（富野康日己編. New エッセンシャル腎臓内科学第 2 版. 東京: 医歯薬出版. 2015. p.90）

常用，急性腎障害の既往，高血圧，耐糖能異常・糖尿病，メタボリック症候群（肥満），SLE などの膠原病，尿路感染症・結石などがあげられる．
- CKD から透析療法が導入された患者数は，2015 年末 313,217 名であり，その主たる原因疾患の第 1 位は糖尿病腎症（38.4％），ついで慢性糸球体腎炎（29.8％），腎硬化症（9.5％）である．
- 近年は，慢性糸球体腎炎の占める割合が低下し，腎硬化症が徐々に増えている．

3）症状・合併症
- 全身症状：疲労感や全身倦怠感など
- 循環器症状：高血圧（体液依存性，レニン依存性），うっ血性心不全，心膜炎，心筋症，不整脈など
- 呼吸器症状：クスマウル大呼吸（代償性過換気），肺水腫（尿毒症肺，蝶形陰影），血性胸水，胸膜炎など

- 消化器症状：尿毒症口臭（尿のような口臭），食欲不振，悪心・嘔吐，下痢，消化管出血など
- 精神・神経症状：集中力の低下，傾眠傾向，意識障害，末梢の知覚障害など
- 血液疾患症状：貧血，出血傾向など
- 内分泌代謝異常：二次性副甲状腺機能亢進症，無月経など
- 皮膚症状：色素沈着，瘙痒症，ドライスキン（乾燥肌）など
- 骨関節症状：二次性副甲状腺機能亢進症，病的骨折，異所性石灰化など
- 眼症状：眼底出血，網膜剥離，red eye（眼球結膜が赤くなる）など
- 免疫異常：易感染性（結核）など

4）定期的に行うべき検査と異常

a. 必須検査（一次検査）

①尿検査

- 蛋白尿と血尿，尿細管障害の指標である尿中 α_1・β_2 ミクログロブリン・NAG（N-acetyl β-D-glucosaminidase）活性の高値がみられる．
- 蛋白尿は腎病変の原因検索のみならず，腎不全の増悪因子であることから治療の指標となる．

②血液検査

- 腎機能：s-Cr，SUN，UA が高値を示す．
- 電解質異常：Na，K，Cl，Ca，Pi に異常がみられる．高 K・P 血症，低 Ca 血症が特徴的である．
- 酸・塩基平衡異常および呼吸状態：血液ガス（pH，HCO_3^-，PO_2，PCO_2，BE）で代謝性アシドーシスを示す．
- 腎性貧血：ヘモグロビン（Hb），ヘマトクリット（Ht），血清鉄（Fe），TIBC あるいはフェリチンで正（ときに，小）球性正色素性貧血を示す．

③糸球体濾過機能（GFR）検査

内因性 Ccr や eGFRcr，eGFRcys，1/s-Cr，さらに日本人の推定 Ccr の計算式が用いられる．また，年齢，人種，性別の変数が加わる SUN とアルブミン（Alb）によって算出する MDRD の式や s-Cr と年齢・体重・性別から Ccr が推定される Cockcroft-Gault の式で経時的評価ができる．

④胸部X線撮影・心電図

尿毒症性肺（uremic lung）やうっ血性心不全のX線所見，虚血性の心電図所見がみられる．

b．精密検査（二次検査）

①ホルモン・その他の血液マーカー

副甲状腺ホルモン（intact PTH），骨型アルカリホスファターゼ（ALP），オステオカルシン，心房性ナトリウム利尿ペプチド（hANP）/脳性ナトリウム利尿ペプチド（BNP），線維芽細胞成長因子（FGF-23）など

②画像診断

超音波検査，CT検査，MRI検査にて腎は萎縮し表面は凹凸不整となる．また，腎皮質の菲薄化も認められる．しかし，糖尿病，アミロイド腎，嚢胞腎，腎結石など原疾患により画像所見は異なる．

5）治療

a．原因療法

CRFの原疾患の治療を継続して行うことにより，腎機能の進展が抑制されることがあり，他の保存療法と併行して行う．高血圧，脱水，心不全，感染症，手術および外傷などが増悪因子であり，これらをコントロールすることにより急性増悪はある程度防ぐことができる．

b．保存療法

①生活指導
- 腎機能が進行性に低下している場合は，できるだけ安静を心がけ，無理な運動は避ける．しかしながら，患者のQuality of life（QOL）を考慮して，むやみに無駄な生活制限は避けるようにする．
- どの程度の運動が許されるかを決めることは難しいが，患者個々の状態に合わせた指導が必要である．

②食事指導
- 急性期には，食事は全粥としエネルギー1,900kcal/日程度で脂質の摂取量を増やす．
- 高K血症がみられた時には，野菜は茹でてそのお湯は捨て，新鮮な果物の摂取はいっさい禁ずる．
- CRFの食事療法は，病期に対応するのが原則である．

- 腎機能が低下すると，一時等張尿で多尿の状態になるので，尿量を保つため水分を 1 日尿量＋不感蒸泄量と同量とする．
- 低蛋白食は，高窒素血症の抑制または改善を引き起こすとされている．CRF の病期の進展に伴って蛋白の制限を強化していく．
- 透析前では摂取蛋白量 0.5g/kg 標準体重/日へと制限する必要がある．蛋白質は良質のものの摂取が望ましい．
- 食塩は，尿中への排泄量を参考にして 1 日摂取量を考慮する必要がある．透析導入前では 5～6g/日以下に抑える．

c．薬物療法

- CKD G5D（透析患者）では，電解質（Ca，P）異常や二次性副甲状腺機能亢進症をきたし骨代謝や異所性石灰化（血管壁，関節等）をきたすことが多いため，これら改善薬の適切な投与が重要である．
- 骨・ミネラル代謝異常の診断・治療には，「慢性腎臓病に伴う骨・ミネラル代謝異常の診療（CKD・BMD）ガイドライン」（透析会誌. 2012; 45: 301-56）を活用し薬剤を投与する．

索　引

あ行

悪性腎硬化症	97
圧痕性浮腫	84
アルカリ性食品	61
異所性石灰化	121
遺伝性家族性腎炎	6
遺伝性血管性浮腫	8
イヌリンクリアランス	24

か行

家族性菲薄基底膜症候群	48
硝子円柱	82
急性腎炎症候群	6
急性腎障害	1
急速進行性腎炎症候群	6
クスマル大呼吸	118
経口吸着炭素製剤	33
血漿交換療法	42
血清 TNFα 受容体レセプター 1・2	54
血清シスタチン C	3
血中糖鎖異常 IgA1	20
原発性アルドステロン症	108
高 K 血症	14
高 K 血症治療薬	106
高血圧性腎硬化症	95
抗血小板薬	30
高尿酸血症	109
高尿酸血症の治療指針	114

さ行

細胞性円柱	93
酸性食品	61
糸球体基底膜	94
糸球体上皮細胞足突起の喪失	80
紫斑病性腎炎	32

終末糖化産物	55
腎血管性高血圧	108
腎硬化症	97
腎生検	80
腎性糖尿	73
腎性貧血	74
ステロイドの副作用	86
スパイクの形成	91
生活指導	100
生活習慣の修正項目（JSH 2014）	101
選択的 SGLT2 阻害薬	74
巣状糸球体硬化症	85
巣状分節性糸球体硬化症	87
巣状分節性糸球体硬化症の治療のアルゴリズム	90

た行

体格指数	57
多発性囊胞腎（polycystic kidney）	116
多量体免疫複合物（体）	21
蛋白/クレアチニン比	23
痛風関節炎の診断基準	110
痛風結節	109
痛風腎	7, 108, 111
低補体血症	38
テレスコープ尿沈渣	36
糖尿病	49
糖尿病腎症	7
糖尿病性腎症新病期分類	51
糖尿病性腎症病期分類（改訂）と CKD 重症度分類との関係	52
ドライスキン	119

な行

内因性インクレチン	63

ナットクラッカー（くるみ割り）現象	48
二次性高アルドステロン血症	99
二次性副甲状腺機能亢進症	121
尿中IV型コラーゲン	54
尿中β_2-ミクログロブリン	110
尿毒症口臭	118
尿毒症症状	76
ネフローゼ症候群	6, 14, 80, 83
ネフローゼ症候群の治療効果判定基準	84

は行

背部叩打痛	112
微小変化型ネフローゼ症候群	79
非ステロイド性抗炎症薬	9
ヒトエリスロポエチン製剤	74
標準体重	29, 57
貧血改善薬	74
ファブリー病	8
副腎皮質ステロイド療法（パルス療法）	27
変形赤血球	19
扁摘ステロイドパルス療法	32
ホスホリパーゼA2受容体	91
補体C3・C4値	41
補体の活性化	21
ポドサイト	83
骨・ミネラル代謝異常	121
本態性高血圧	97

ま行

膜性腎症	89
膜性腎症の治療のアルゴリズム	92
膜性増殖性糸球体腎炎	93
膜性増殖性糸球体腎炎の診療指針	95
末梢血血漿レニン活性	99

慢性腎炎症候群	6
慢性腎臓病	3
慢性腎臓病（CKD）の定義	3
慢性腎不全	117
慢性腎不全透析導入基準	77
慢性腎不全の危険因子	117
免疫抑制薬	42

ら行

良性腎硬化症	97
ループス腎炎	7, 36

数字

1, 5-AG	53
2型糖尿病	50

アルファベット

α_1-ミクログロブリン	111
ACE阻害薬	14
ARB	14
DPP-4阻害薬	63
HbA1C	49
Henoch-Schonlein 紫斑病（HSP）	32
IgA血管炎	28
IgA腎症	19
IgA腎症患者の透析導入リスクの層別化	25
ISN/IRPSによるループス腎炎分類	46
Kimmelstiel-Wilson 結節	55
IgA腎症の診断基準	22
membranous nephropathy（MN）	89
podocytopenia	55
red eye	119
SLEの分類基準	37
Tamm-Horsfall ムコ蛋白	82
TLR（Toll-like受容体）9	39
X線透過性	111

専門医が伝える腎臓病診療基本レクチャー　ⓒ

| 発　行 | 2017年4月25日　1版1刷 |

著　者　富野康日己
とみ の やす ひ こ

発行者　株式会社　中外医学社
　　　　代表取締役　青　木　　滋

〒162-0805　東京都新宿区矢来町62
電　　話　　(03) 3268-2701(代)
振替口座　　00190-1-98814番

印刷・製本／三和印刷(株)　　　＜MS・MU＞
ISBN978-4-498-22432-2　　　Printed in Japan

JCOPY ＜(社)出版者著作権管理機構 委託出版物＞
本書の無断複写は著作権法上での例外を除き禁じられています．
複写される場合は，そのつど事前に，(社)出版者著作権管理機構
(電話 03-3513-6969, FAX 03-3513-6979, e-mail: info@jcopy.
or. jp) の許諾を得てください．